脳科学者からの挑戦状

色彩魔術の まちがいさがし

60日実践ドリル

ブレインサイエンス・ラボラトリー所長

塩田久嗣

監修

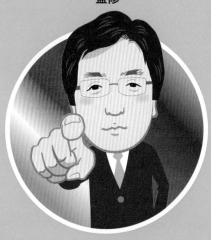

宝島社

「まちがいさがし」を楽しみながら脳が若々しく活性化！

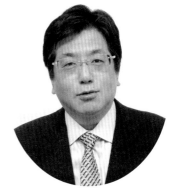

塩田久嗣（しおた・ひさし）

1962年、香川県生まれ。京都大学卒業。脳科学者・アンチエイジング医学研究者。ブレインサイエンス・ラボラトリー所長。研究の傍ら、脳トレ・メンタルケア・能力開発の指導、アンチエイジングについてのアドバイスなどを行い、特に脳や肌の老化予防に関しては、高い実績を上げている。さまざまなジャンルの著名人の脳診断など今までに数千人の"脳"を分析する一方、幅広いメディア媒体でも活躍。

重要な働きをする前頭葉を活性化

　この本は、気軽に取り組める「まちがいさがし」の問題などを集めた脳トレ本です。私は脳科学者として、アンチエイジング医学の研究に取り組んできたのですが、これまでの研究によって、「まちがいさがし」には、脳を若返らせる効果があることがわかってきました。

　「まちがいさがし」は、2枚の絵を見くらべて、どことどこがちがっているのかをさがすシンプルなパズルなのですが、このパズルに取り組むと、注意力や集中力がフルに使われて脳全体が強い刺激を受け活性化し、その中でも脳で最も重要な働きをする部位といわれる「前頭葉」がおおいに活性化します。前頭葉はヒトの脳の大きな部分を占め、認知、思考、意志、言語、記憶、運動、計画の実施など、人間が人間らしい生活をしていくために必要な役割を担っています。

　また、「まちがいさがし」をやり遂げ、正解を見つけた際には、強い達成感が得られ、神経伝達物質のドーパミンなどが脳から大量に分泌されます。ドーパミンは、生きる意欲をつくるホルモンともいわれていて、このドーパミンの分泌により、さらにやる気も

脳のしくみ

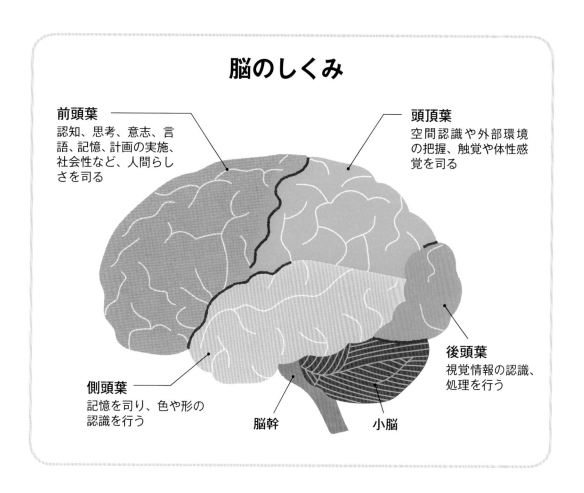

前頭葉
認知、思考、意志、言語、記憶、計画の実施、社会性など、人間らしさを司る

頭頂葉
空間認識や外部環境の把握、触覚や体性感覚を司る

後頭葉
視覚情報の認識、処理を行う

側頭葉
記憶を司り、色や形の認識を行う

脳幹

小脳

アップします。

　ドーパミンの効果はほかにもあります。女性ホルモンの分泌を促し、髪にツヤやハリ、肌に潤いをもたらすなどアンチエイジングの効果にもつながることがわかっています。

ビビッドな色が脳に刺激を与え高い覚醒状態に

　本書の問題をカラフルでビビッドな色使いにしているのにも理由があります。メリハリのついたハッキリした色彩は、脳に強い刺激を与え、脳の覚醒状態を高めるのです。

　本書は、日本や世界の「名所」「名画」「名作」「伝統文化」など、さまざまなジャンルから出題し、美しさや懐かしさを感じながら取り組める問題を揃えています。たとえその絵についての知識がなくても大丈夫です。気軽に楽しく取り組んでいただければ幸いです。

　また、本書ではところどころに「ぬりえ」も収録しており、脳を飽きさせることなく鍛えることができます。

　コロナ禍で生活様式が変わり、家で過ごす時間が増えた今こそ脳を鍛えるよい機会です。本書に60日間取り組み、脳を若返らせ人生を楽しみましょう。

「まちがいさがし」を行うと なぜ若返るの？

さまざまな物質が分泌され 脳が活性化する

「まちがいさがし」をすると、どのような効果があるのか、具体的にご説明しましょう。脳トレを行っている最中は、脳の神経細胞の働きに欠かせないさまざまな神経伝達物質（アセチルコリン、ドーパミン、ノルアドレナリン、エンドルフィンなど）がたくさん分泌され、脳の活性化につながります。その結果として、脳の老化を防ぎ、若返り効果をもたらすのです。

　数ある脳トレの中でも「まちがいさがし」は、取り組んでいる最中にアセチルコリンが大量に分泌されるため、脳の認知機能のトレーニングに最適といえます。このアセチルコリンとは、認知機能をつかさどっているもので、その働きが著しく衰えると認知症につながるといわれています。また、絵を見くらべることで人間の五感の約80％を占める視覚からの刺激情報への注意力・集中力が高まり、その結果として脳がおおいに活性化するのです。

　また「ぬりえ」も、いろいろな脳の部位を活性化させます。目で見た情報を処理する「後頭葉」、色や形を識別し記憶する「側頭葉」、下絵の構図を分析する「頭頂葉」、着色するときの手の動きをコントロールする「前頭葉」や「小脳」など、脳の大部分が刺激を受けます。「ぬりえ」は、そのほかに癒やし・安らぎの効果をもつ神経伝達物質のセロトニンの分泌も促すことがわかっています。セロトニンの分泌によって表情が穏やかで優しいものになり、顔の筋肉のこわばりがとれて、イキイキと若々しく見える効果にもつながります。

「まちがいさがし」が美肌 をつくり、若返りを促す！

　くり返しになりますが、「まちがいさがし」などの脳トレを終えた後は、達成感をもたらす神経伝達物質のドーパミンが脳全体に多く分泌されます。実はこのドーパミンの分泌は、女性ホルモンのエストロゲンや男性ホルモンのテストステロンの産生を促し、若返りと元気の源につながるのです。

　そして、本書の問題では鮮やかな色合いを使っているのですが、さまざまな色彩にはドーパミンや高い覚醒・集中状態を導く神経伝達物質のノルアドレナリンを多く分泌させる効果があり、それらはまた女性ホルモンのエストロゲンの産生を強く促します。このエストロゲンは、肌のハリやきめ細やか

4

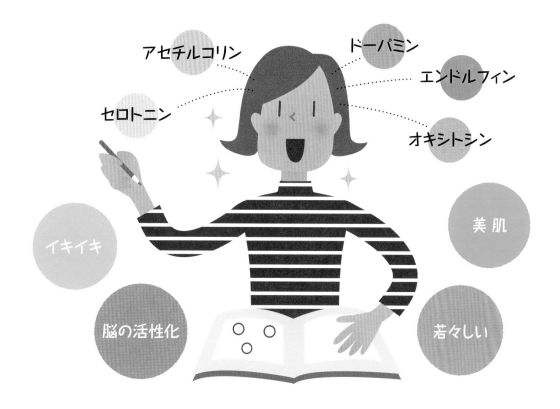

アセチルコリン　ドーパミン　エンドルフィン　セロトニン　オキシトシン　イキイキ　美肌　脳の活性化　若々しい

な質感、そして潤いなどのみずみずしさをつくり出す、ヒアルロン酸やコラーゲン、エラスチンなどの物質の分泌を積極的に促しますので、肌の若返り効果や美肌づくりにはもってこいなのです。結果、本書の問題を解くことが、若々しい美肌づくりやイキイキと見える表情につながっていくのです。

また、本書の題材にしている名所・絶景や名画などのすばらしい作品に触れて感動することによって、愛着の作用をもつ神経伝達物質のオキシトシンがたくさん分泌され、美肌効果がさらに期待できます。オキシトシンの分泌が増えると女性ホルモンのエストロゲンの分泌量も増え、相乗効果でさらなる美肌・若返り効果をもたらしてくれるのです。

最後にもう1つ付け加えると、快楽ホルモンといわれる神経伝達物質のエンドルフィンは、何かを苦労して成し遂げたときに分泌される物質で、多幸感や恍惚感とともに、こちらも肌によい効果をもたらしてくれます。

このようにさまざまな観点から、「まちがいさがし」および「ぬりえ」による脳トレは、脳の若返りだけでなく美肌の育成などにも効果があり、老若男女にとって効果が期待できる脳トレといえるのです。

最後に、本書を手に取ったあなたがいつまでも変わらぬ、そして昨日の自分よりもよりみずみずしく若々しい姿と心をもって、輝かしい日々を歩んでいかれることを心より祈っております。さあ、私と一緒にワクワクした知と感動の航海に漕ぎ出しましょう!!

本書の使い方

1　2〜5ページを読んで、「色彩魔術のまちがいさがし」の効果やポイントについて目を通しましょう。

2　8ページからはじまる問題に、1日1問ずつ取り組みましょう。解答時間は10分が目安ですが、できるだけ静かで集中できる場所で問題を解いてみましょう。

3　本書には「ぬりえ」問題も6問掲載されています。ぬり方は自由です。脳を飽きさせず、また「ぬりえ」を完成させることで達成感も得られます。

4　105〜127ページの解答を見て答え合わせをしましょう。ところどころに「脳によいことメモ」が掲載されています。

もくじ

色彩魔術の
まちがいさがし
60日実践ドリル

問　題

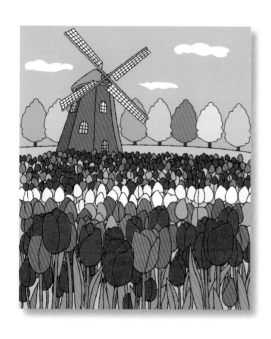

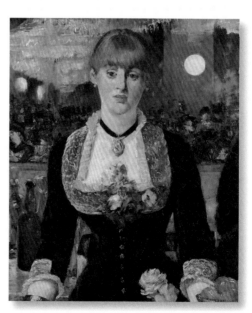

1

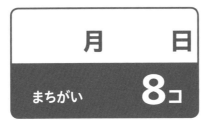

【日本の昭和】

月	日
まちがい	**8**コ

ひとくちメモ

1964年の東京オリンピック以降、道案内やトイレを指し示す絵文字である「ピクトグラム」が広まった。

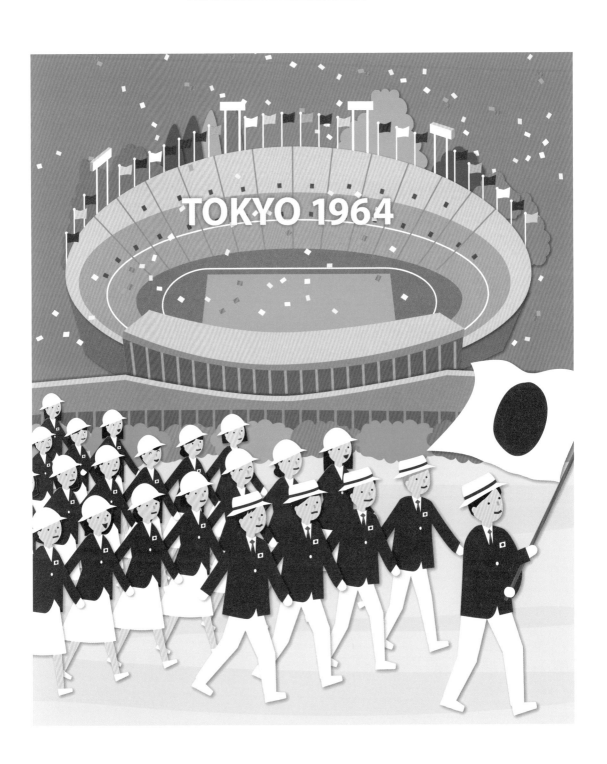

1964年の「東京オリンピック」の開会式の様子を描いた問題です。左右の絵を見くらべて、まちがっている部分を見つけて、右の絵に丸をつけましょう。

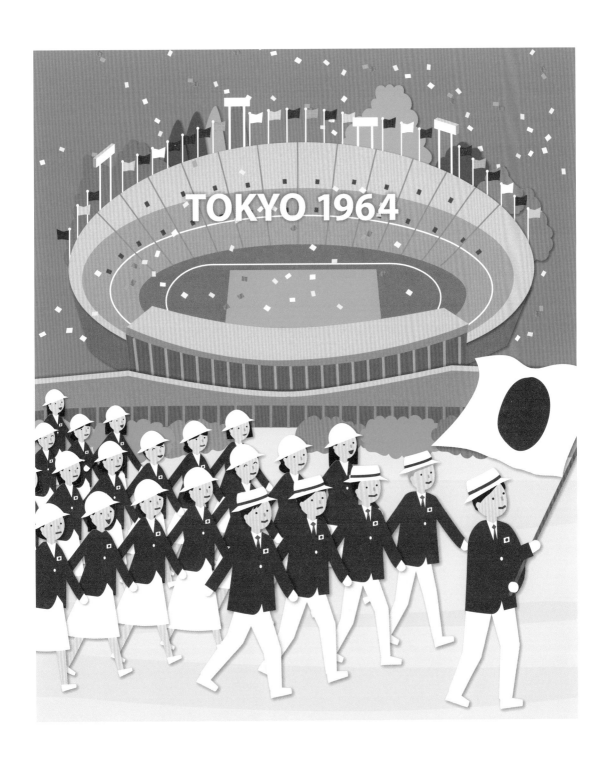

→解答は106ページ　　**9**

2

【日本の名所】

月　　日	
まちがい	**7**コ

ひとくちメモ

本堂の床下を支えている「継ぎ手」と呼ばれる構造は、釘を1本も使用していない。現在の舞台は1633年に再建されたもの。

京都にある世界遺産「清水寺」を描いた問題です。上下の絵を見くらべて、まちがっている部分を見つけて、下の絵に丸をつけましょう。

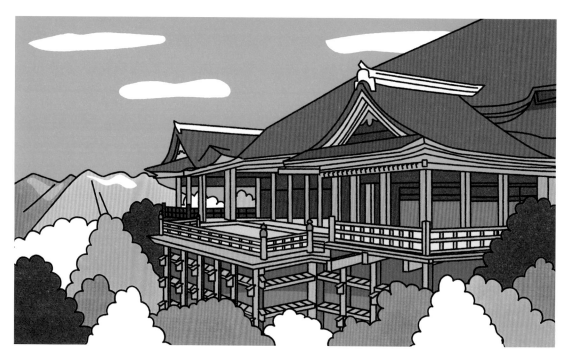

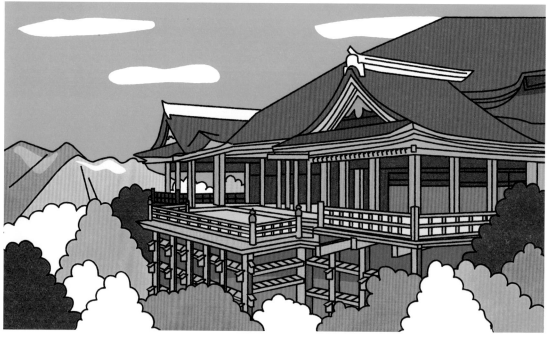

→解答は106ページ

3

【食べもの】

ひとくちメモ

全国柑橘宣伝協議会と落葉果実宣伝協議会が、毎月8日は「果物の日」と制定。1日の摂取目安量は200gが望ましい。

みずみずしい新鮮な果物をモチーフにした問題です。上下の写真を見くらべて、まちがっている部分を見つけて、下の写真に丸をつけましょう。

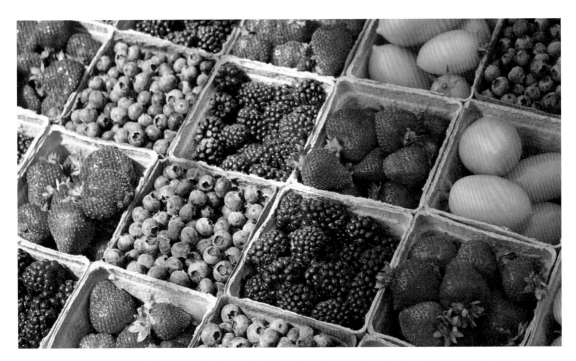

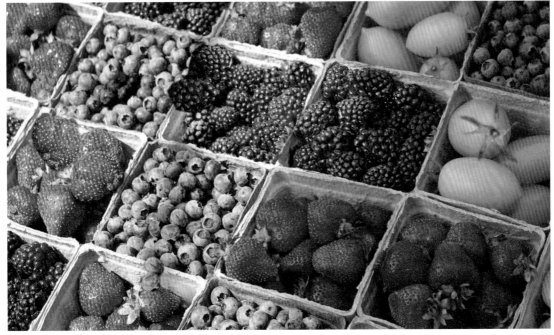

→解答は106ページ

4

【乗りもの】

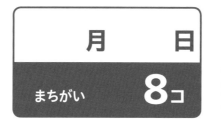

ひとくちメモ

「七つの海」の7は、古代から神聖な数字で「すべて」の意味をもつ。つまり、「世界中すべての海」という意味を表す。

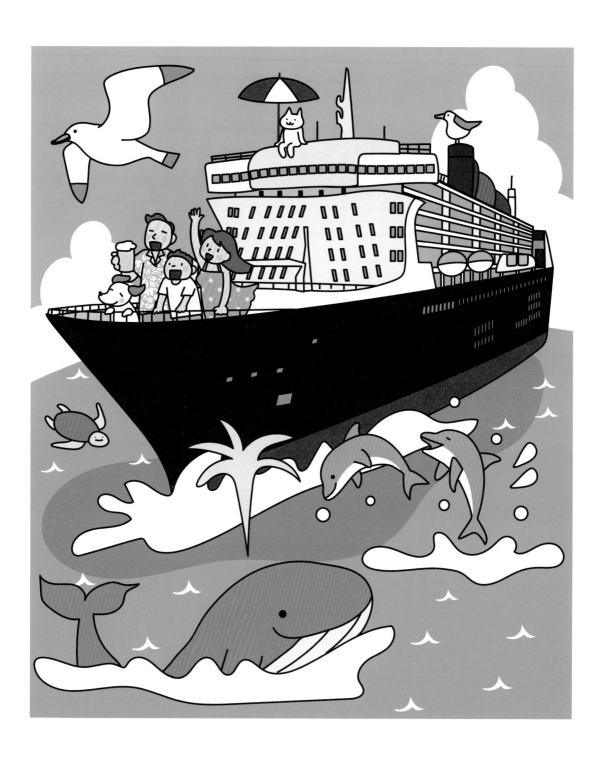

大海を旅する豪華客船を描いた問題です。左右の絵を見くらべて、まちがっている部分を見つけて、右の絵に丸をつけましょう。

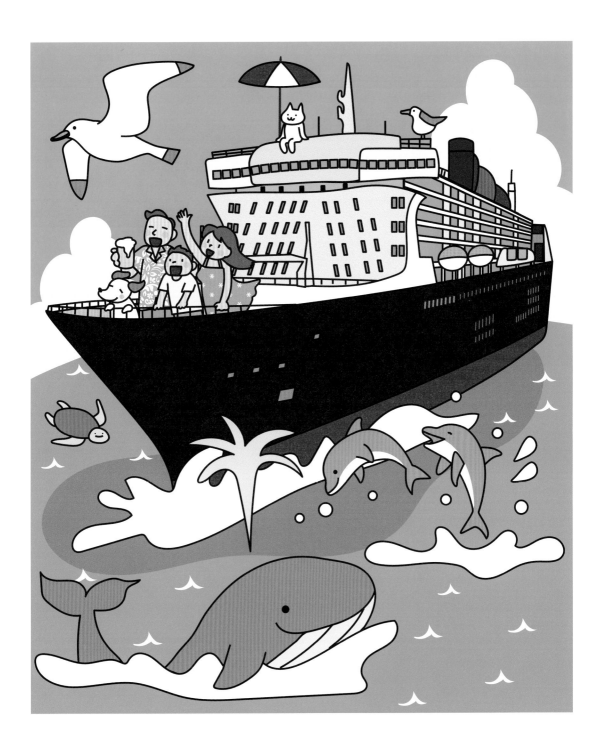

→解答は107ページ　　**13**

5

【世界の名画】

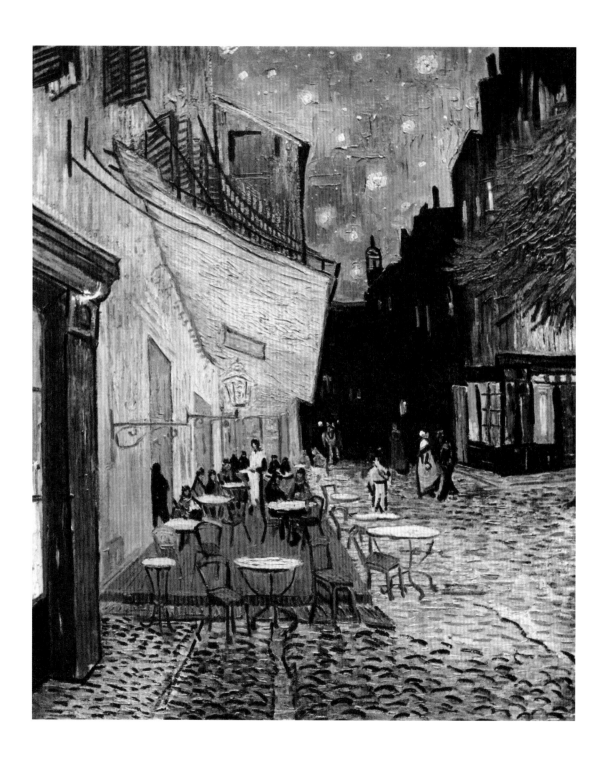

14

ヴァン・ゴッホの名画『夜のカフェテラス』をモチーフにした問題です。左右の絵を見くらべて、まちがっている部分を見つけて、右の絵に丸をつけましょう。

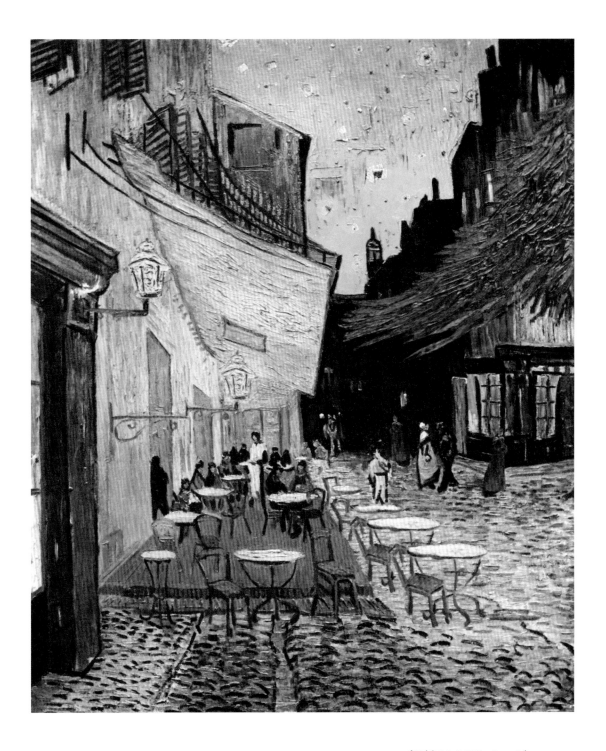

→解答は107ページ

6

【日本の四季】

月　　　日
まちがい　**7**コ

ひとくちメモ

1733（享保18）年5月28日に徳川吉宗によって隅田川の水上祭りの川開きが行われ、この日を「花火の日」に制定。

夏の風物詩である花火を見物する人びとの様子を描いた問題です。左右の絵を見くらべて、まちがっている部分を見つけて、右の絵に丸をつけましょう。

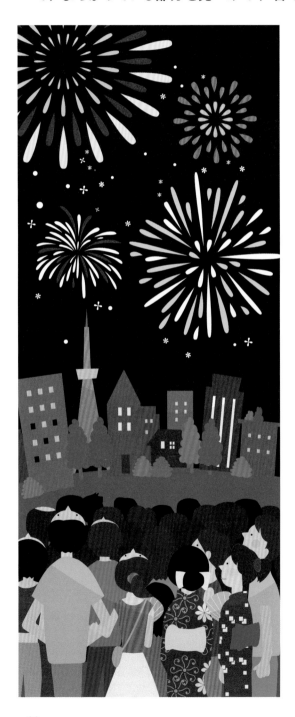
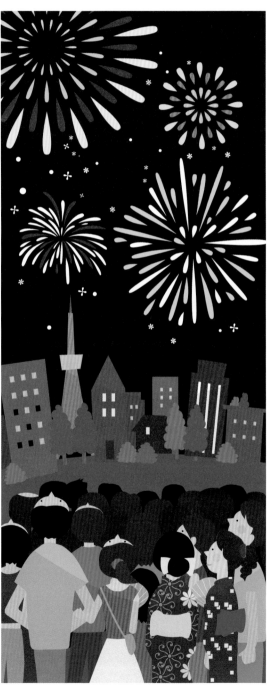

→解答は107ページ

7

【日本の名物】

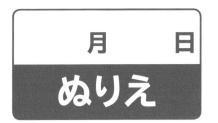

月　日
ぬりえ

ひとくちメモ

日本の傘の消費量は年間約1億2000万～1億3000万本で、他国にくらべるとその消費量は世界一といわれている。

きれいな「和傘」が開いた様子を描いたぬりえです。色えんぴつやマーカーなどを使い、好きな色をぬって完成させてください。

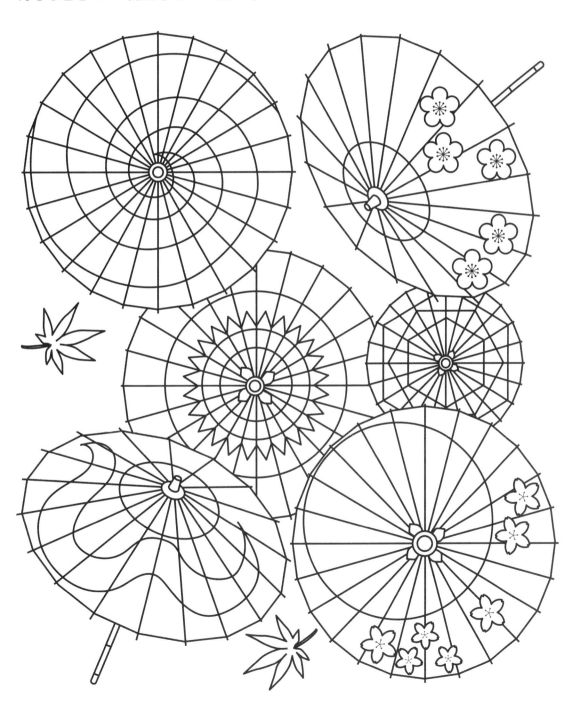

8

【世界の名所】

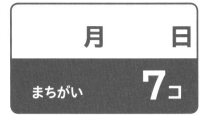

月　　　日

まちがい **7**コ

ひとくちメモ

タージ・マハルは1631年にムガル帝国皇帝のシャー・ジャハーンの愛妃ムムターズ・マハルの遺言によって造られた。

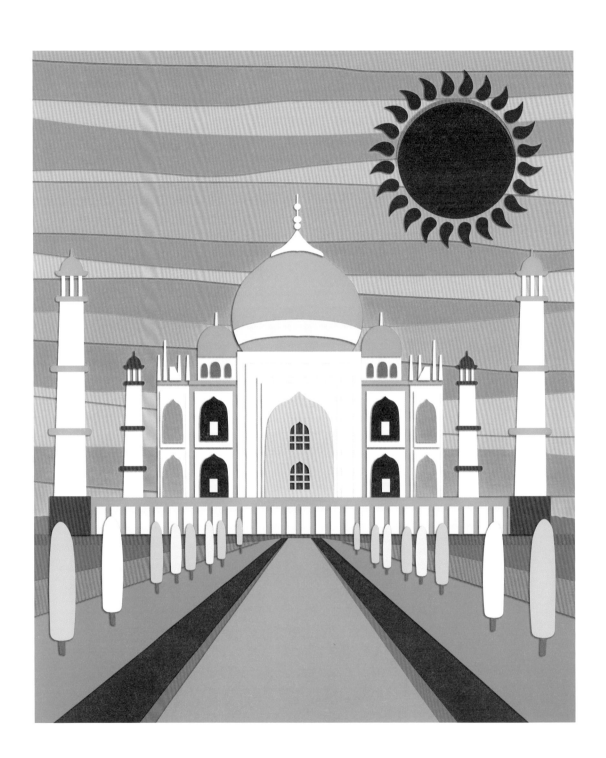

インドにある世界遺産「タージ・マハル」を描いた問題です。左右の絵を見くらべて、まちがっている部分を見つけて、右の絵に丸をつけましょう。

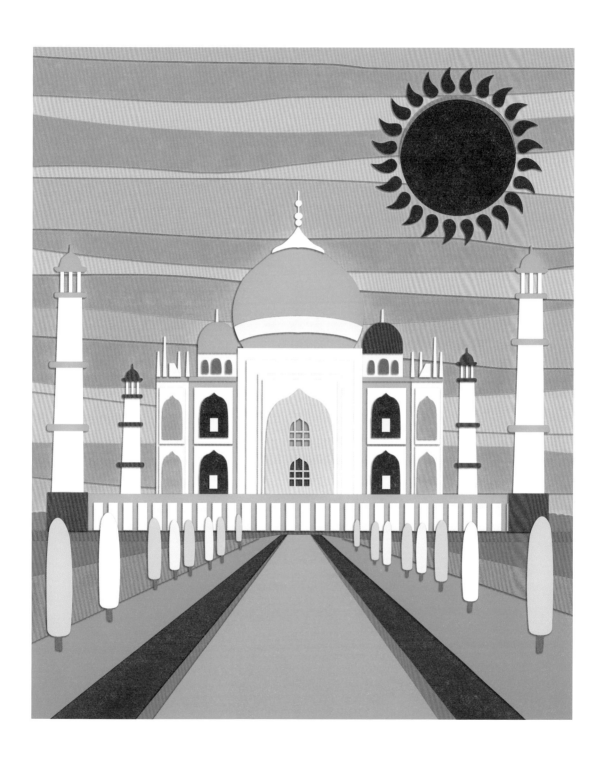

→解答は108ページ

9

【レジャー施設】

ひとくちメモ

アザラシのトンネル水槽日本第1号は「しながわ水族館」。水量240tの大型水槽で、アザラシが自由に動き回る。

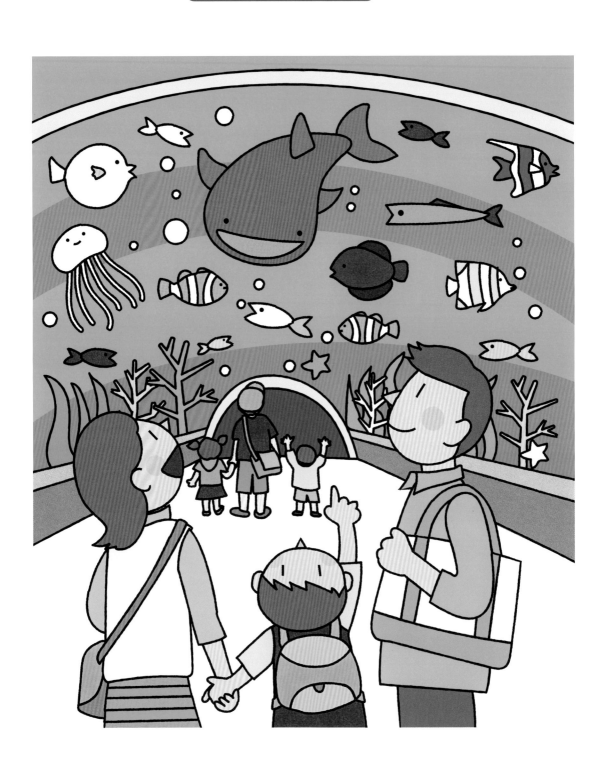

天井がトンネル水槽になっている珍しい水族館の様子を描いた問題です。左右の絵を見くらべて、まちがっている部分を見つけて、右の絵に丸をつけましょう。

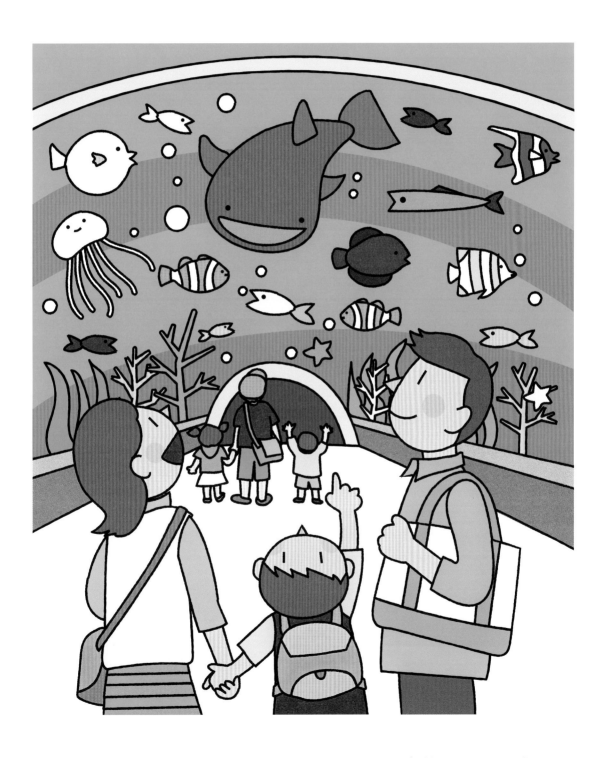

月	日
まちがい	**7**コ

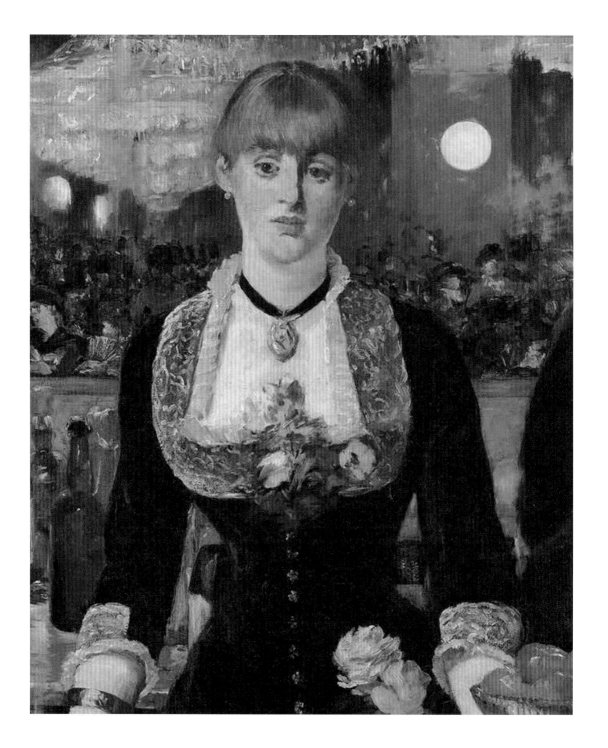

エドゥアール・マネの名画『フォリー・ベルジェールのバー』をモチーフにした問題です。
左右の絵を見くらべて、まちがっている部分を見つけて、右の絵に丸をつけましょう。

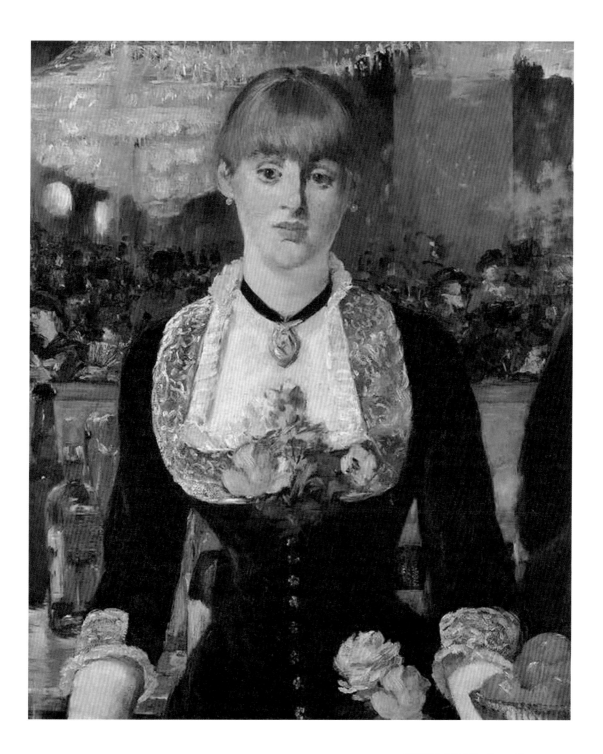

→解答は109ページ

11

【日本の名所】

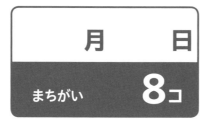

月　　　日

まちがい　**8**コ

ひとくちメモ

金閣寺の目の前にある池「鏡湖池」は、極楽浄土にある七宝の池を再現しており、池の中には石が配置されている。

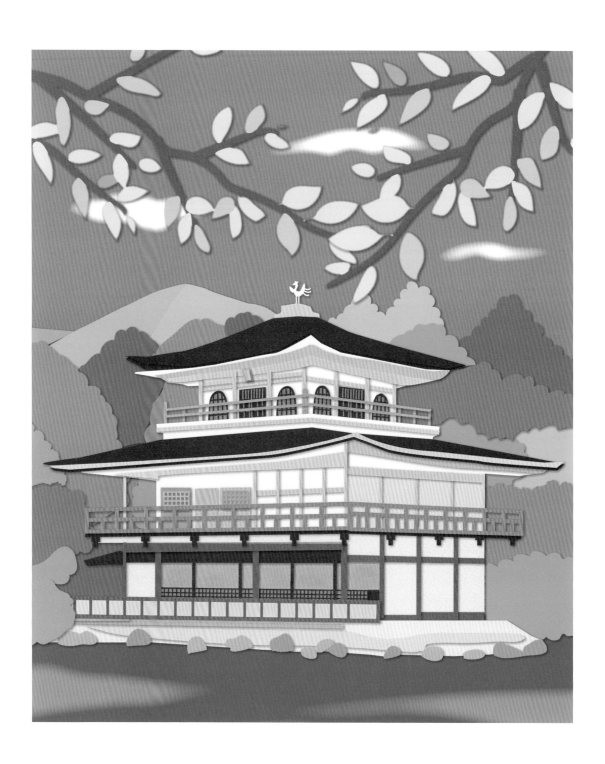

京都にある世界遺産「金閣寺」を描いた問題です。左右の絵を見くらべて、まちがっている部分を見つけて、右の絵に丸をつけましょう。

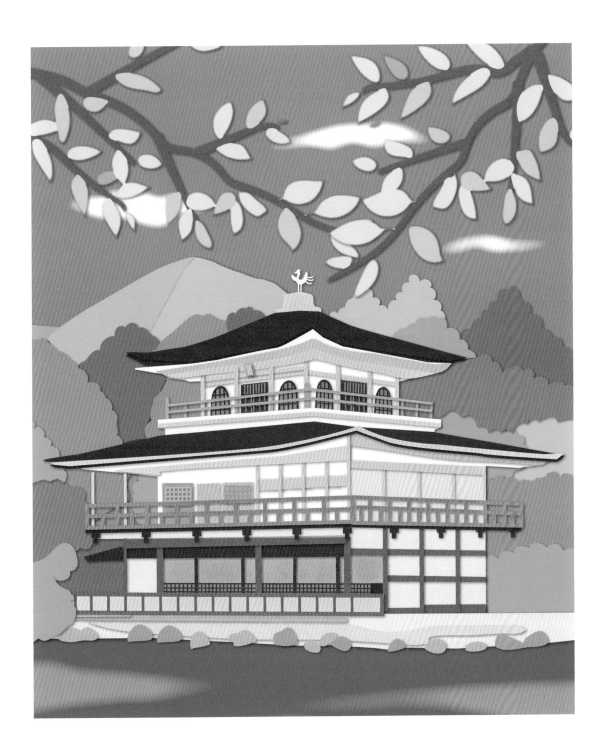

→解答は109ページ **25**

12

【イベント】

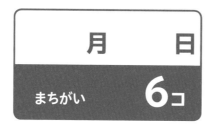

月	日
まちがい	**6**コ

ひとくちメモ

誕生日にケーキを食べる習慣は古代ギリシャから。ロウソクは月の光を表し、その光が神々に願いを届けてくれる説がある。

みんなで楽しくお祝いする誕生日の様子を描いた問題です。上下の絵を見くらべて、まちがっている部分を見つけて、下の絵に丸をつけましょう。

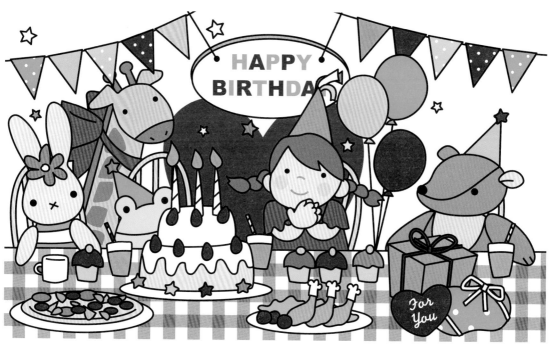

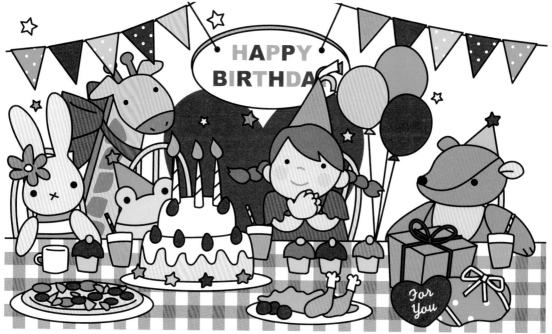

→解答は110ページ

13

【日本の昔話】

ひとくちメモ

浦島太郎が救った亀は、実は竜宮城の乙姫様で、玉手箱を開けた浦島太郎はおじいさんから鶴になったという話もある。

日本昔話の『浦島太郎』をモチーフにした問題です。左右の絵を見くらべて、まちがっている部分を見つけて、右の絵に丸をつけましょう。

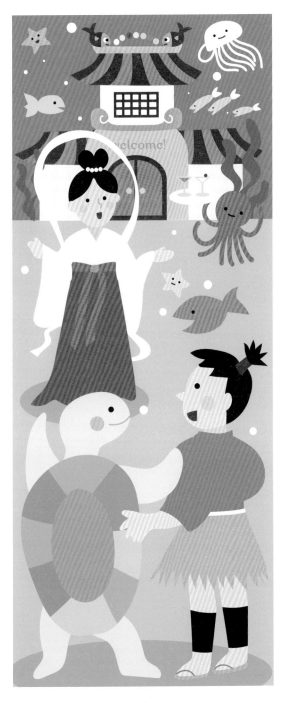
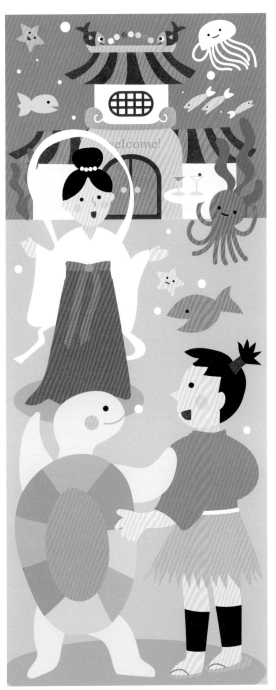

14

【世界の名所】

月　　　日

まちがい **7**コ

ひとくちメモ

昔、ショコラテ（ココア）は苦かったが、グアナフアトの修道院の尼僧がカカオに砂糖を入れて、甘い飲みものにした。

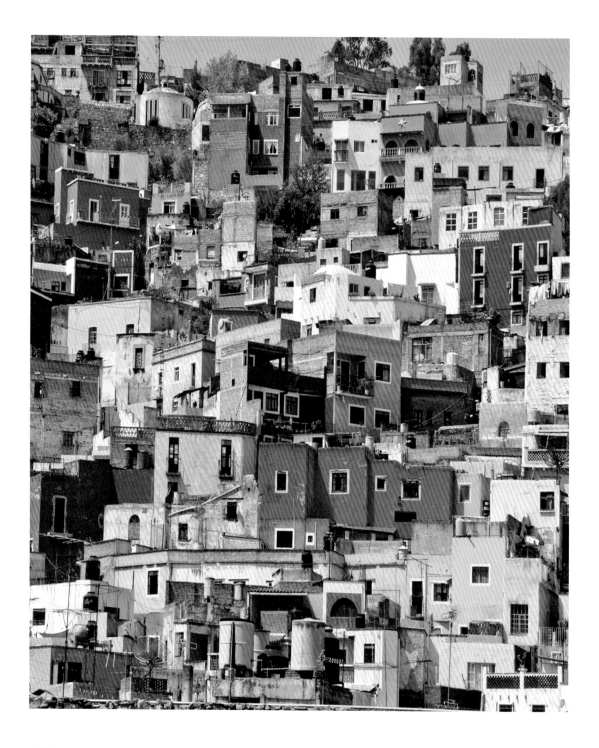

メキシコにある世界遺産「グアナフアト」をモチーフにした問題です。左右の写真を見くらべて、まちがっている部分を見つけて、右の写真に丸をつけましょう。

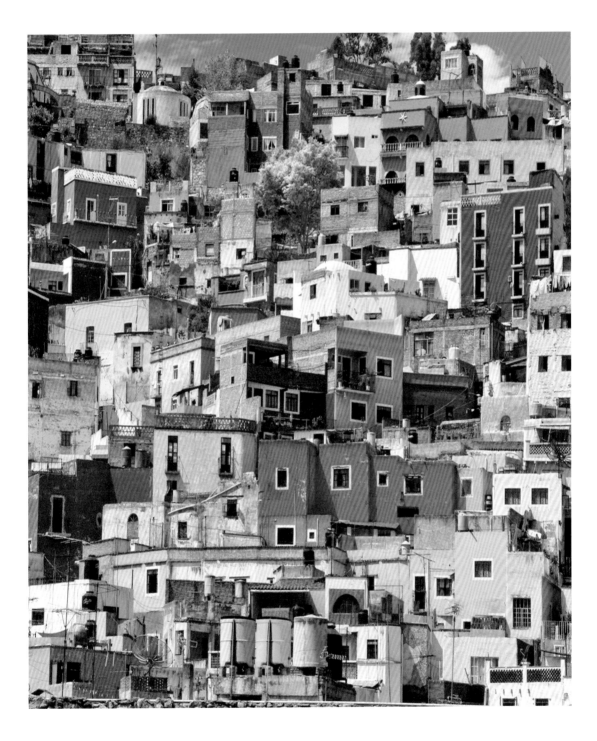

→解答は110ページ

15

【日本の名所】

月	日
まちがい	**7**コ

ひとくちメモ

本尊の阿弥陀如来坐像は、仏師・定朝の木造寄木造りの構造で像高約2.84m。最も古い寄木造りの仏像とされている。

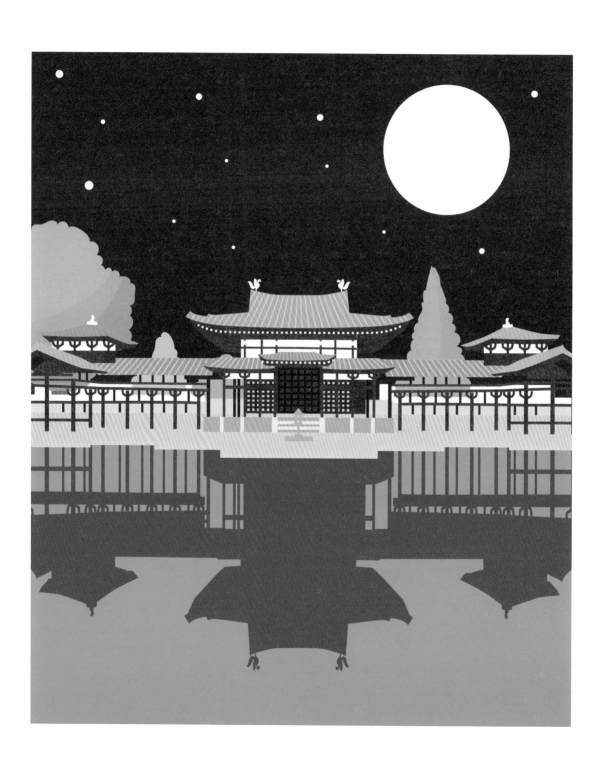

京都にある世界遺産「平等院鳳凰堂」を描いた問題です。左右の絵を見くらべて、まちがっている部分を見つけて、右の絵に丸をつけましょう。

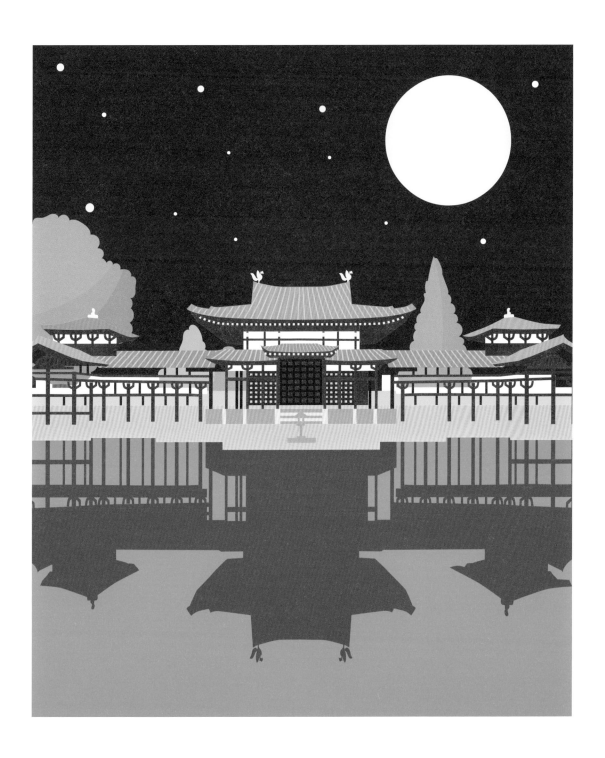

→解答は111ページ

16

【日本の四季】

月	日
まちがい	**7**コ

ひとくちメモ

知床半島は、500頭ほどのヒグマが生息する高密度地帯で、野営キャンプ場には金属製ヒグマ対策食料保管庫がある。

圧巻の大自然の世界自然遺産・知床半島の紅葉の風景をモチーフにした問題です。左右の写真を見くらべて、まちがっている部分を見つけて、右の写真に丸をつけましょう。

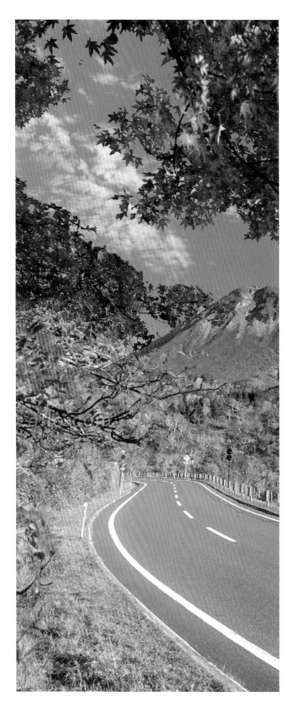
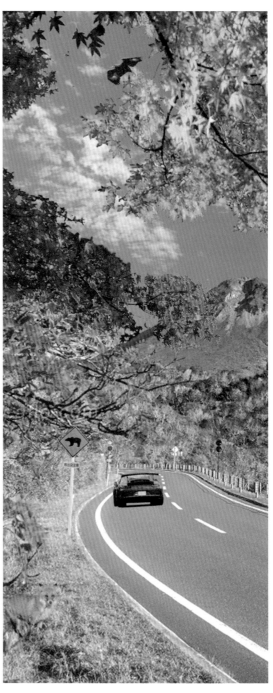

→解答は111ページ

17

【世界の童話】

童話の名作『白雪姫』をモチーフにしたぬりえです。色えんぴつやマーカーなどを使い、好きな色をぬって完成させてください。

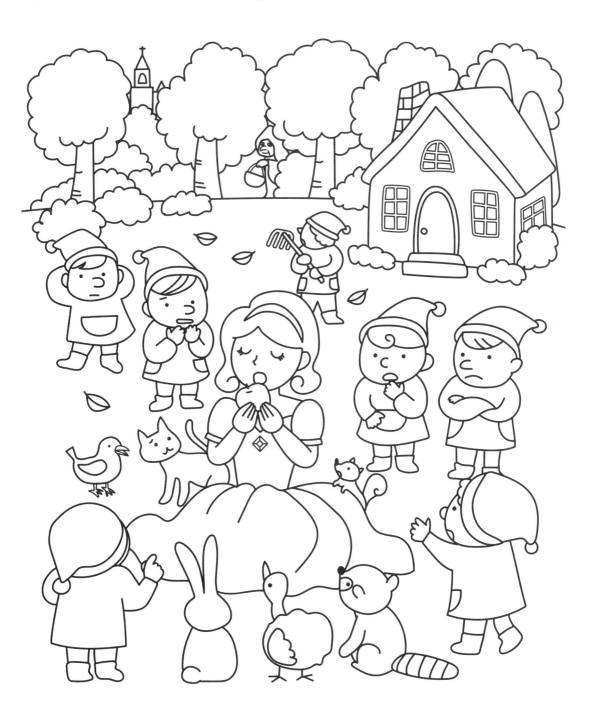

18

【世界の名所】

月　日

まちがい　**7**コ

ひとくちメモ

「漁師の街」と呼ばれるブラ
ーノ島。魚網づくりの技術が
発達し、その技法を真似たレ
ース編みのアイテムが特産品。

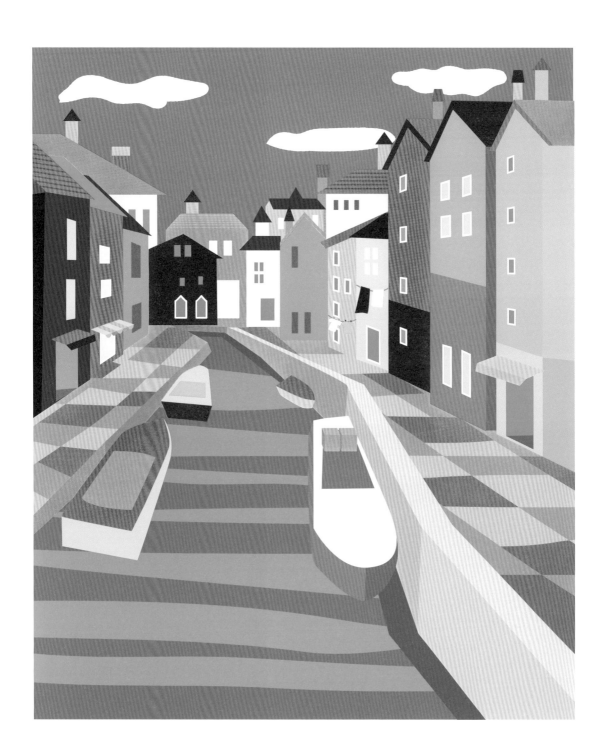

イタリアにある「ブラーノ島」を描いた問題です。左右の絵を見くらべて、まちがっている部分を見つけて、右の絵に丸をつけましょう。

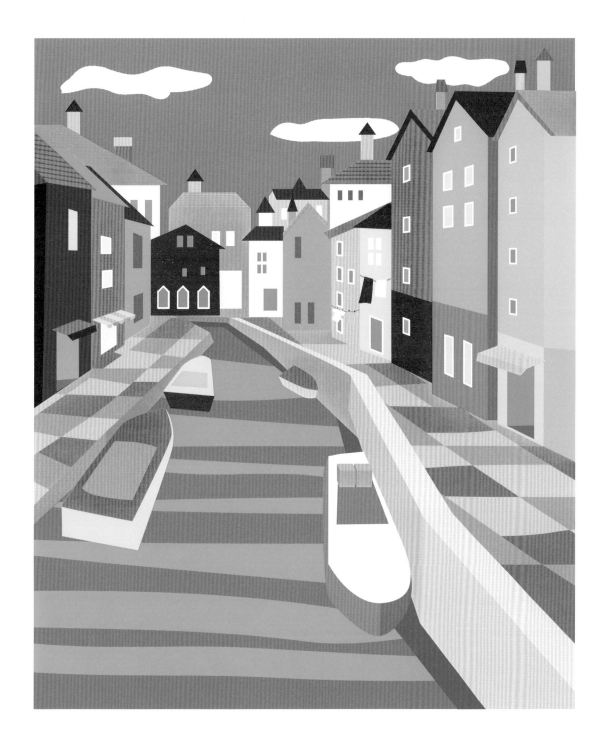

→解答は112ページ

19

【乗りもの】

まちがい　**6**コ

1783年9月19日、羊と鶏、アヒルの初飛行を成功させ、同年11月21日に人類初の熱気球乗船で有人飛行に成功した。

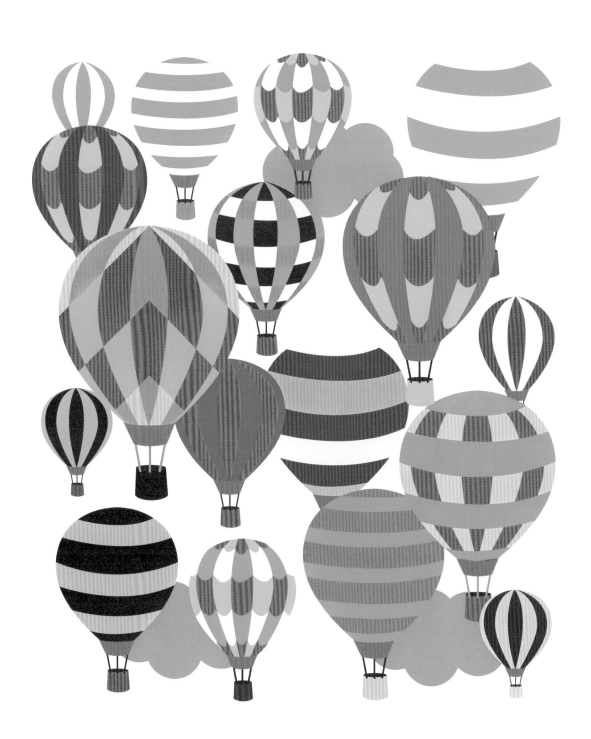

空を自在に散歩する気球を描いた問題です。左右の絵を見くらべて、まちがっている部分を見つけて、右の絵に丸をつけましょう。

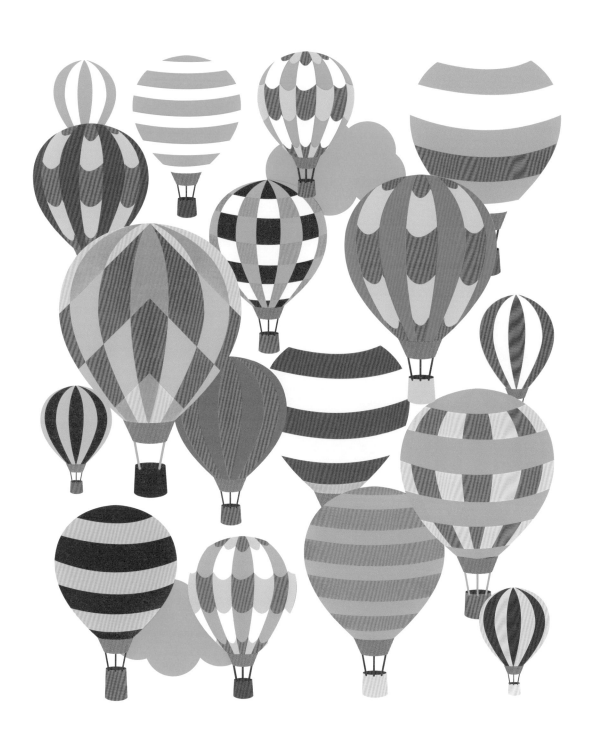

→解答は112ページ

20

【世界の名画】

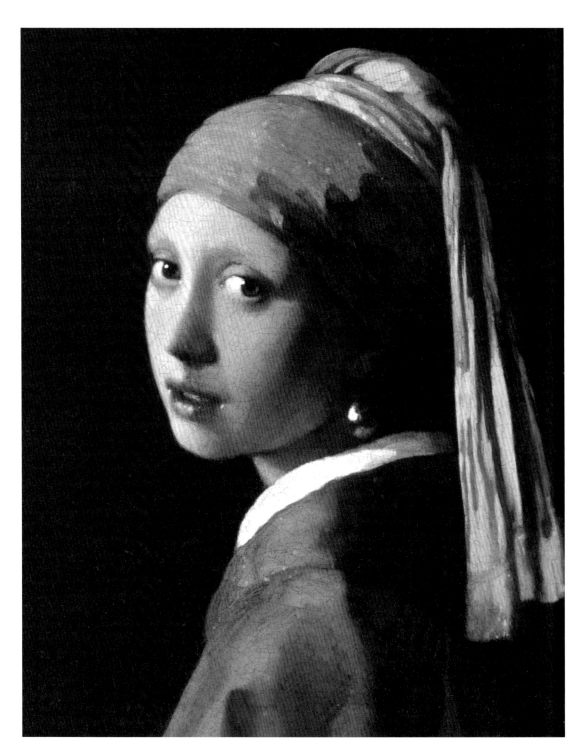

フェルメールの名画『真珠の耳飾りの少女』をモチーフにした問題です。左右の絵を見くらべて、まちがっている部分を見つけて、右の絵に丸をつけましょう。

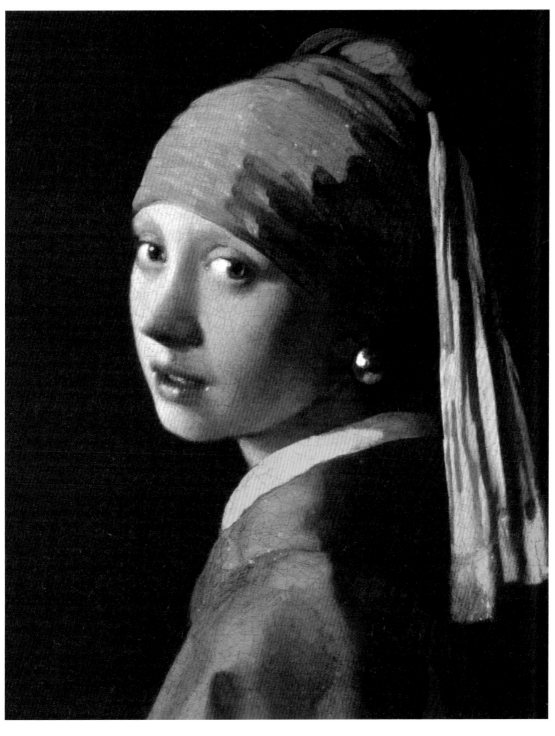

→解答は113ページ **39**

21

月 日
まちがい **7**コ

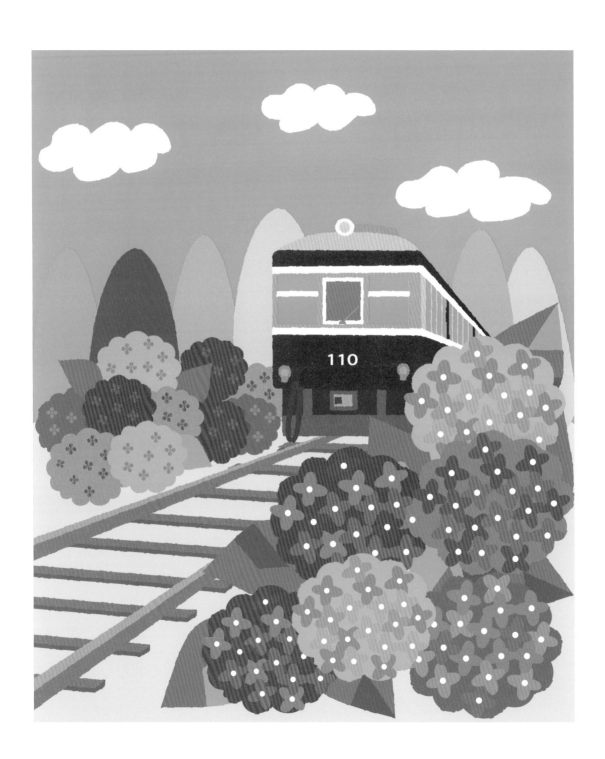

梅雨の時季を彩るあじさいと電車の様子を描いた問題です。左右の絵を見くらべて、
まちがっている部分を見つけて、右の絵に丸をつけましょう。

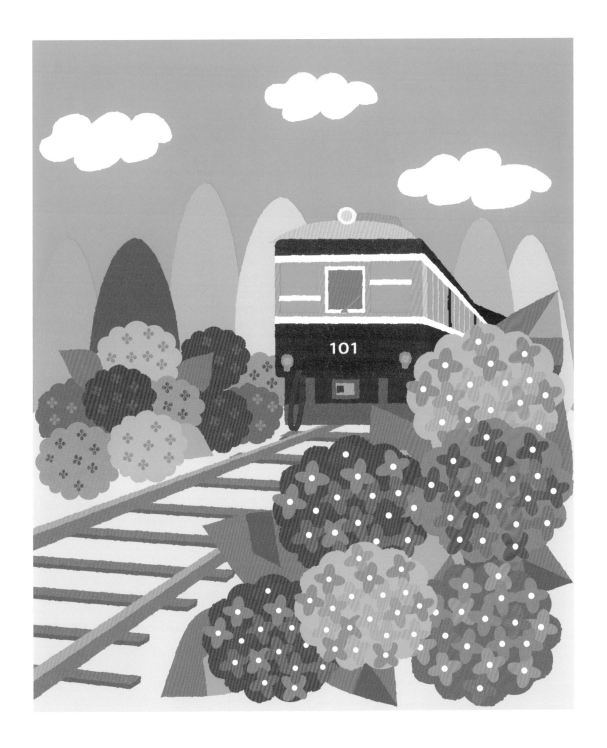

22

【世界の童話】

月	日
まちがい	**7**コ

ひとくちメモ

シンデレラの本名はElla（エラ）。英語のcinderは灰、Ellaをつなげて「cinderella（灰のエラ）」と継母から呼ばれた。

童話の名作『シンデレラ』をモチーフにした問題です。上下の絵を見くらべて、まちがっている部分を見つけて、下の絵に丸をつけましょう。

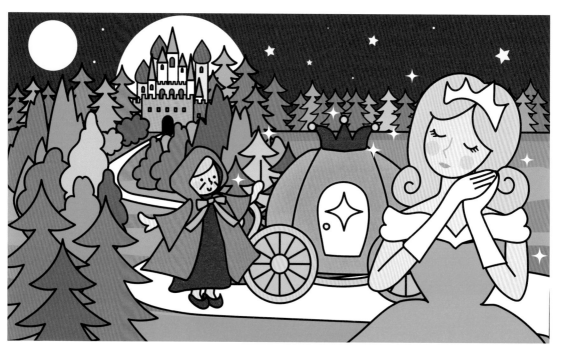

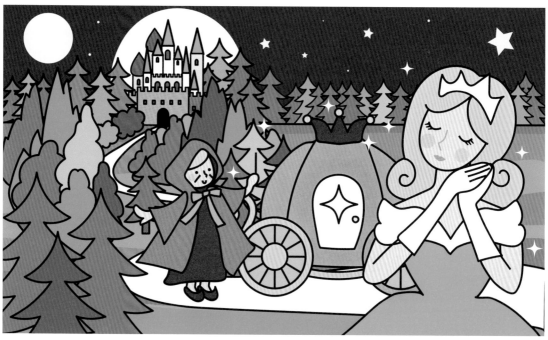

→解答は114ページ

23

【日本の名所】

月	日
まちがい	**6**コ

ひとくちメモ

1958年、完成当時の東京タワーは、当時世界一だったエッフェル塔（324m）を抜き、世界一の高さ（333m）になった。

東京のシンボル「東京タワー」を描いた問題です。左右の絵を見くらべて、まちがっている部分を見つけて、右の絵に丸をつけましょう。

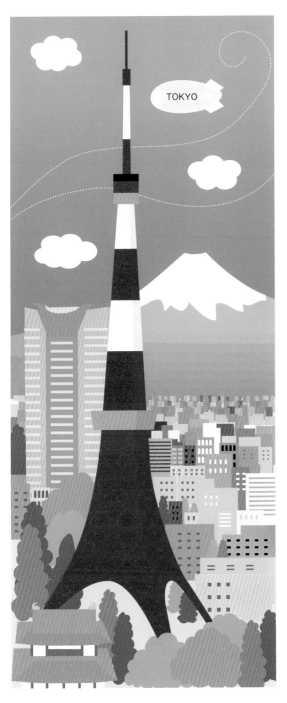

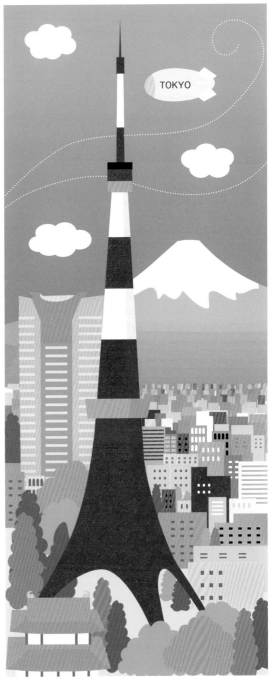

→解答は114ページ

24

【世界の歴史】

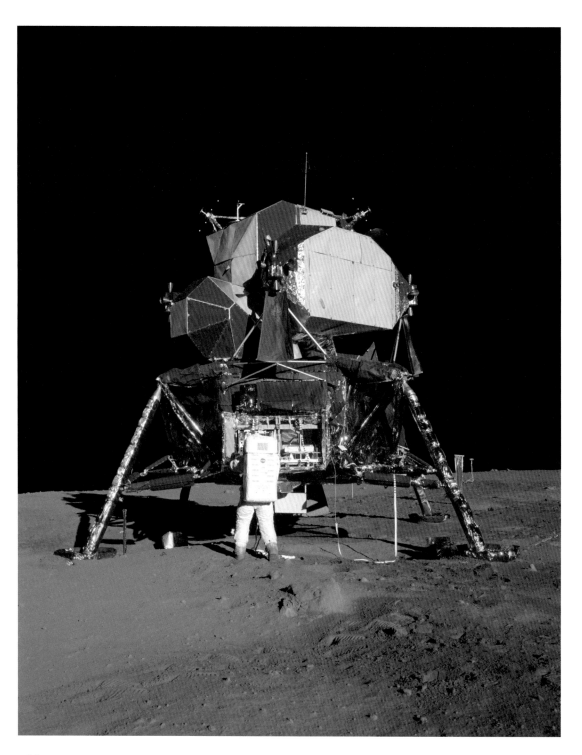

「アポロ11号月面着陸」の様子をモチーフにした問題です。左右の写真を見くらべて、まちがっている部分を見つけて、右の写真に丸をつけましょう。

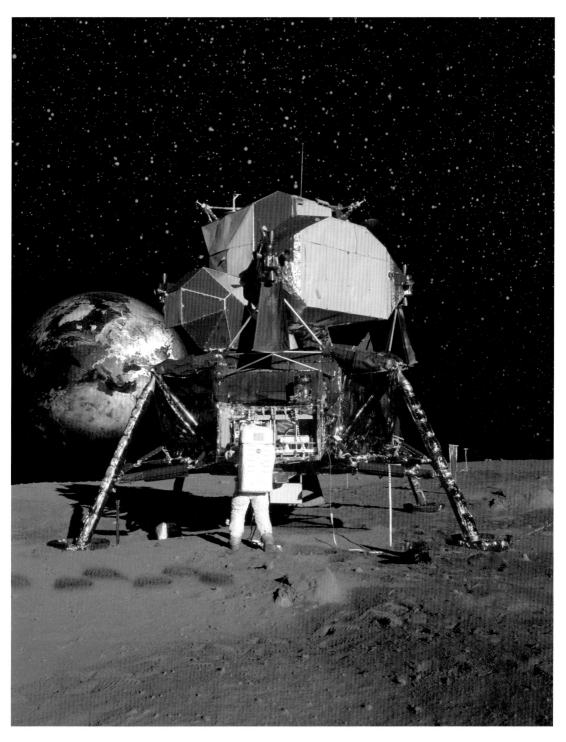

→解答は114ページ　　**45**

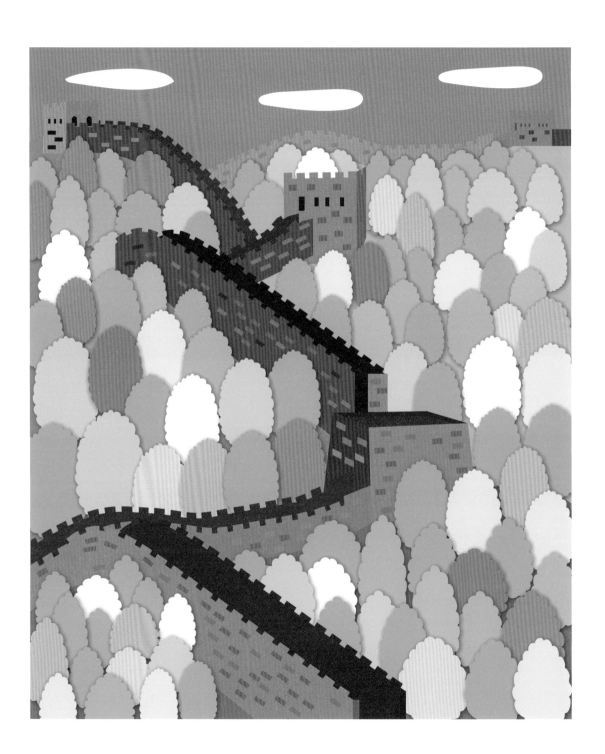

中国にある世界遺産「万里の長城」を描いた問題です。左右の絵を見くらべて、まち
がっている部分を見つけて、右の絵に丸をつけましょう。

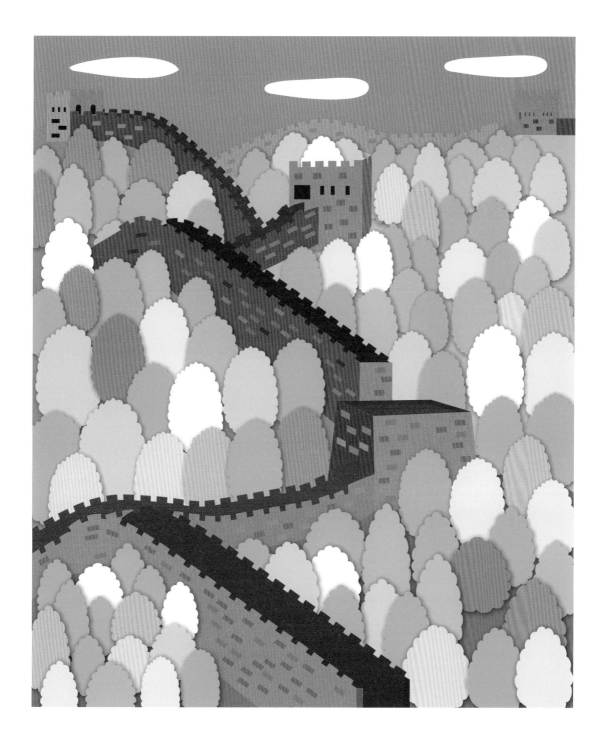

26

【日本の伝統文化】

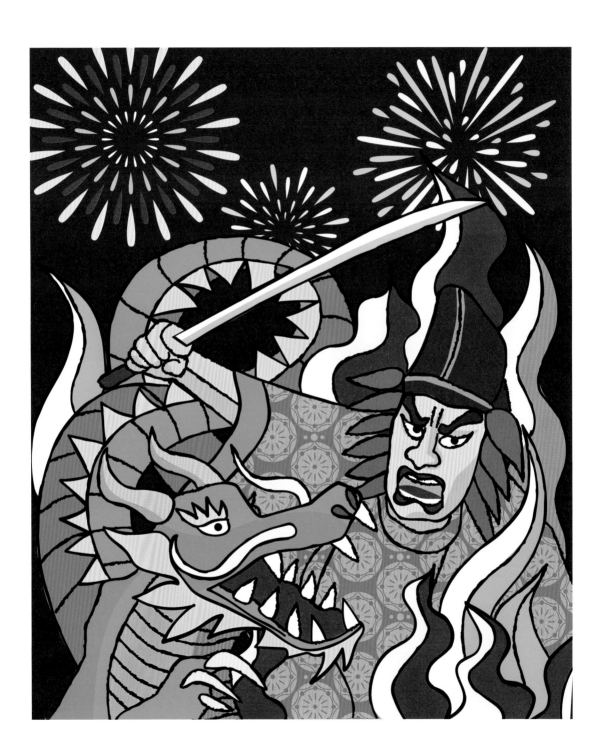

青森の伝統文化「青森ねぶた祭り」の様子を描いた問題です。左右の絵を見くらべて、まちがっている部分を見つけて、右の絵に丸をつけましょう。

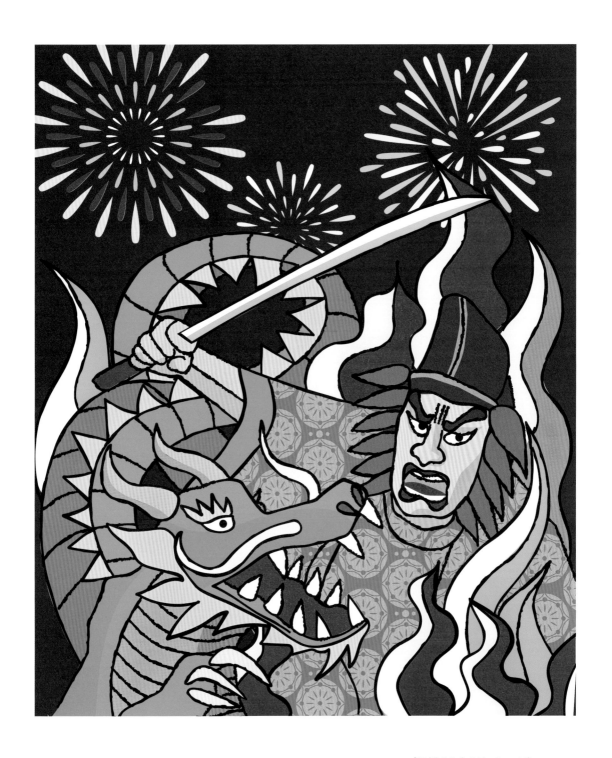

→解答は115ページ

27

【日本の四季】

ひとくちメモ

世界中で愛されるあじさいは日本が原産。ガクアジサイを品種改良したのがホンアジサイで、主にこの2つの品種が主流。

初夏を彩る美しい花の「あじさい」をモチーフにした問題です。左右の写真を見くらべて、まちがっている部分を見つけて、右の写真に丸をつけましょう。

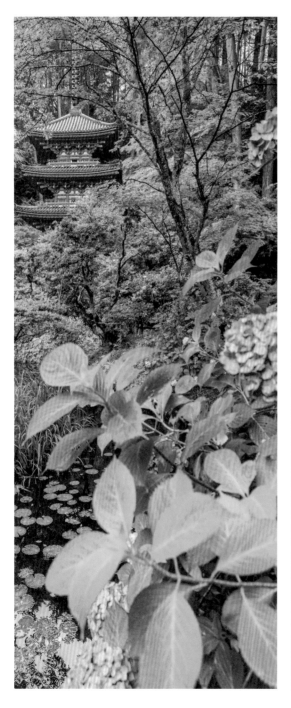
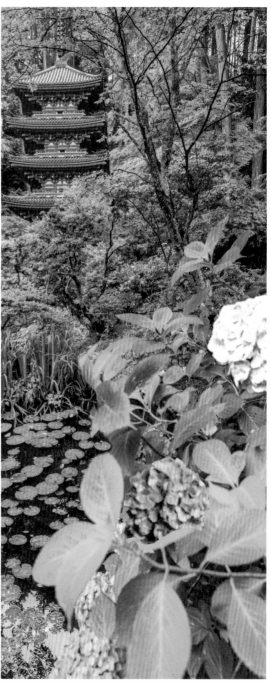

→解答は115ページ

28
【世界の名作】

月 日
ぬりえ

ひとくちメモ

主人公のスカーレット・オハラを演じたヴィヴィアン・リーは、英国人起用に乗り気ではなかったプロデューサーらを自ら説得。

映画の名作『風と共に去りぬ』をモチーフにしたぬりえです。色えんぴつやマーカーなどを使い、好きな色をぬって完成させてください。

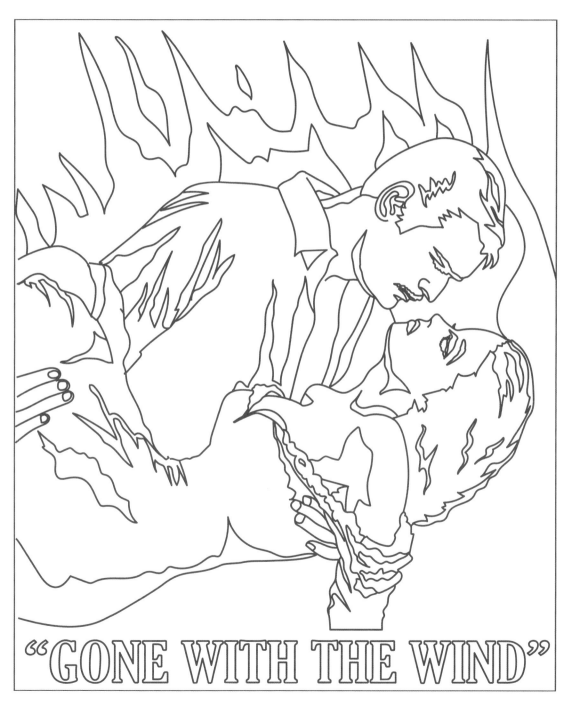

29

【世界の童話】

月　日

まちがい　**7**コ

ひとくちメモ

ドイツの中心都市ブレーメンは「自由ハンザ都市」と呼ばれ、経歴や階級に左右されずに自分の道を開くことができた。

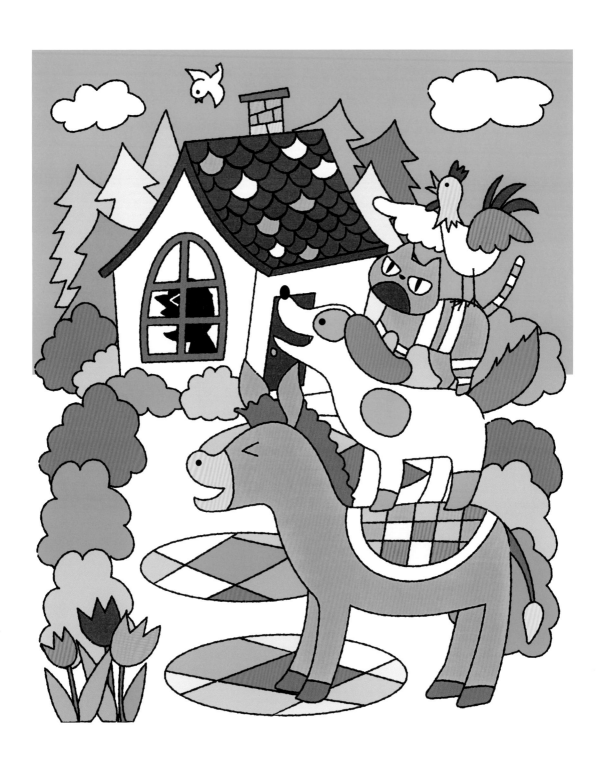

グリム童話の名作『ブレーメンの音楽隊』をモチーフにした問題です。左右の絵を見くらべて、まちがっている部分を見つけて、右の絵に丸をつけましょう。

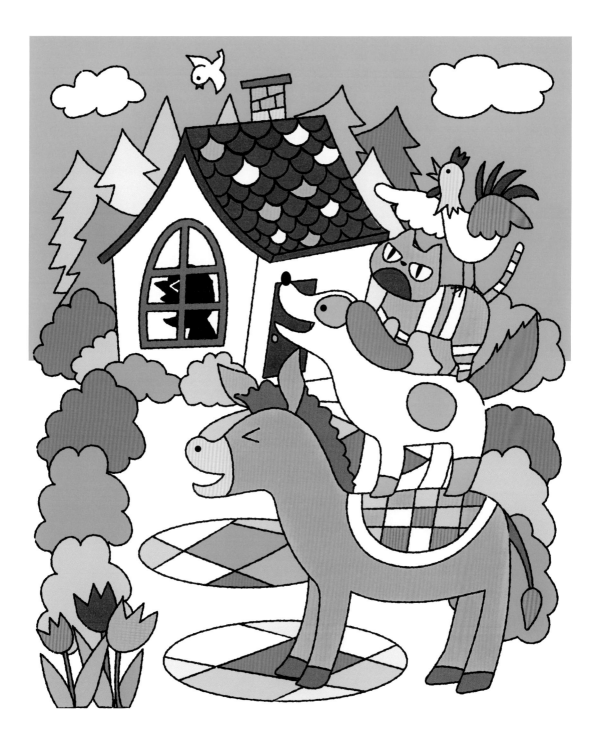

→解答は116ページ

月	日
まちがい	**8**コ

ひとくちメモ

節分は2月3日頃の1日だけではなく、1年に4回ある。季節の変わり目の立春、立夏、立秋、立冬の前の日を節分という。

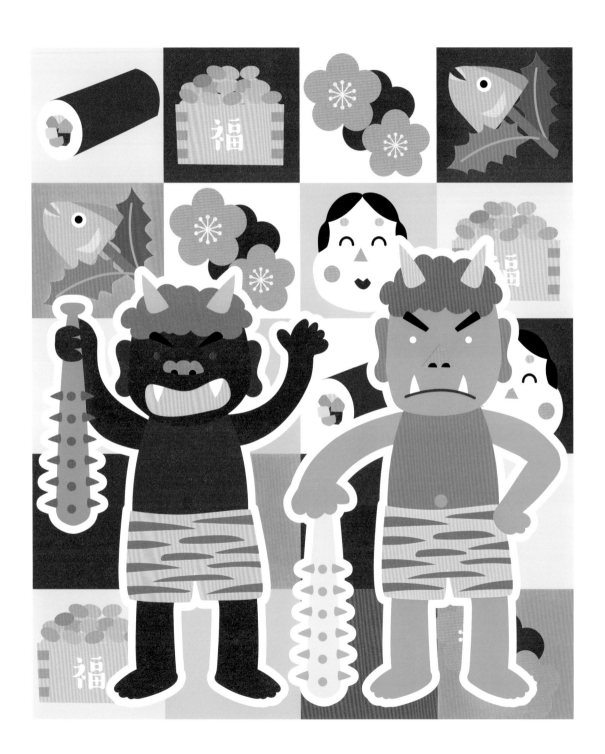

2月3日頃の「節分」の伝統行事をモチーフにした問題です。左右の絵を見くらべて、まちがっている部分を見つけて、右の絵に丸をつけましょう。

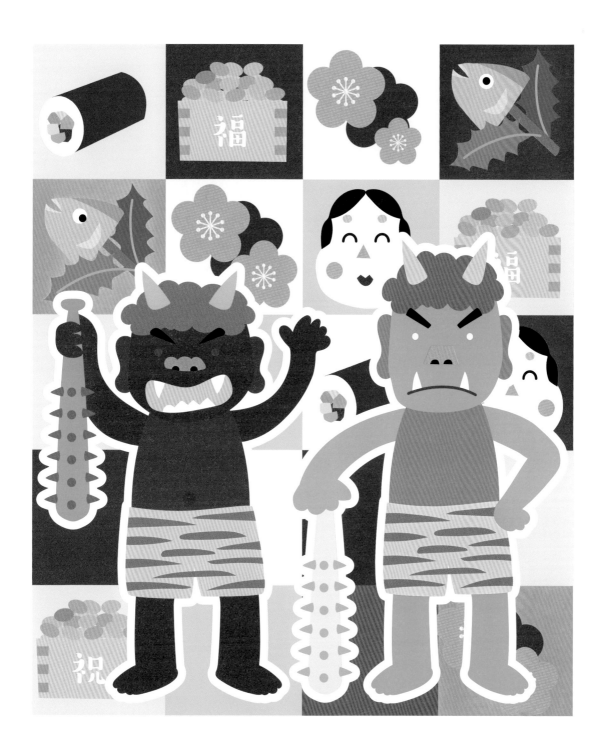

→解答は116ページ　　**55**

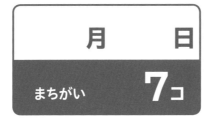

月　　日

まちがい **7**コ

ひとくちメモ

ノイシュヴァンシュタイン城は、テーマパークの「眠れる森の美女の城」のモデルになったといわれ、世界中から観光客が訪れる。

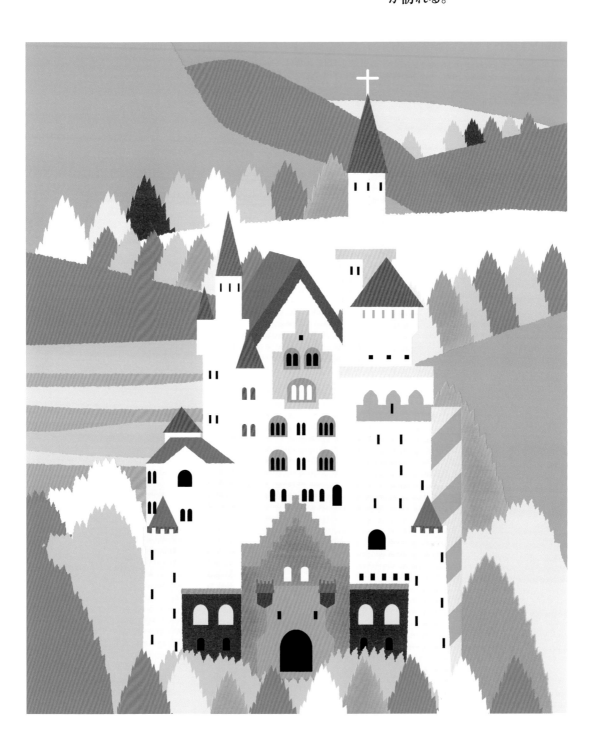

ドイツにある天空の城と呼ばれる「ノイシュヴァンシュタイン城」を描いた問題です。左右の絵を見くらべて、まちがっている部分を見つけて、右の絵に丸をつけましょう。

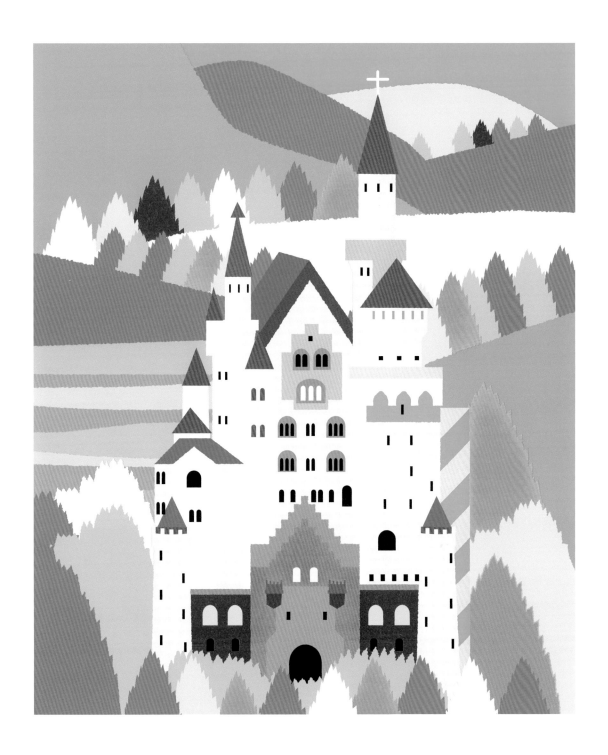

→解答は117ページ　　**57**

月 日	
まちがい	**7**コ

ひとくちメモ

20番目の宿場「鞠子宿」の中に描かれている茅葺屋根の店「丁子屋」は現存し、今もとろろ汁の提供を続けている。

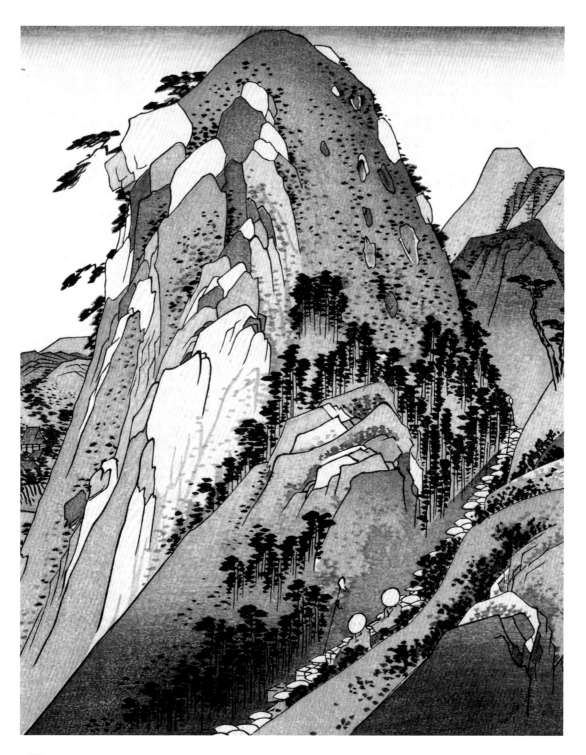

歌川広重の名画『東海道五十三次 箱根 湖水図』をモチーフにした問題です。左右の絵を見くらべて、まちがっている部分を見つけて、右の絵に丸をつけましょう。

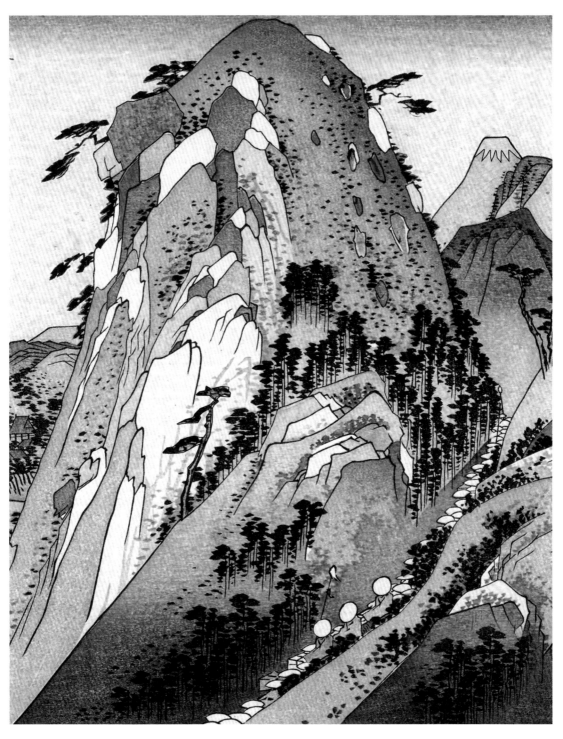

33

【世界の童話】

ひとくちメモ

シャルル・ペロー原作の『赤ずきん』では、赤ずきんもおばあさんもオオカミに食べられて物語が終わる。

童話の名作『赤ずきん』をモチーフにした問題です。左右の絵を見くらべて、まちがっている部分を見つけて、右の絵に丸をつけましょう。

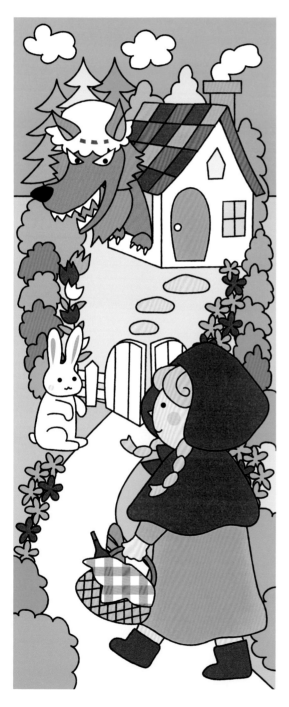 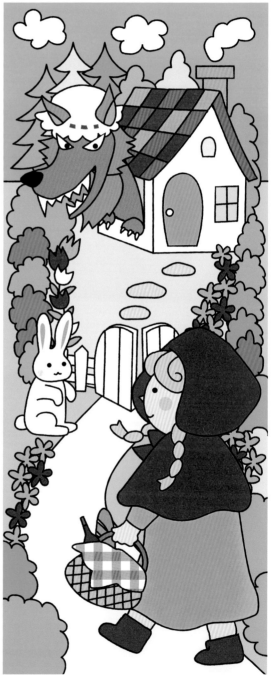

→解答は118ページ

34

【日本の伝統文化】

ひとくちメモ

平安時代に念仏を唱えながら踊った念仏踊りが盆踊りの由来。先祖の霊を迎え、供養するという意味がある。

夏祭りの定番イベント「盆踊り」の様子を描いた問題です。左右の絵を見くらべて、まちがっている部分を見つけて、右の絵に丸をつけましょう。

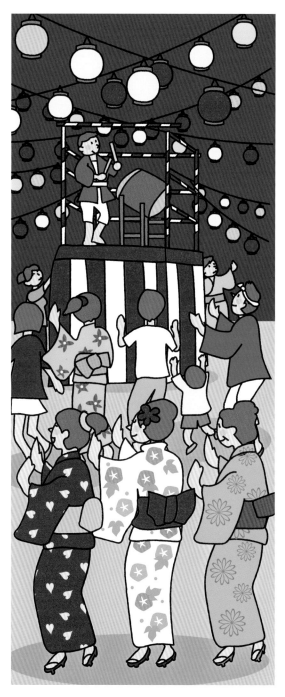
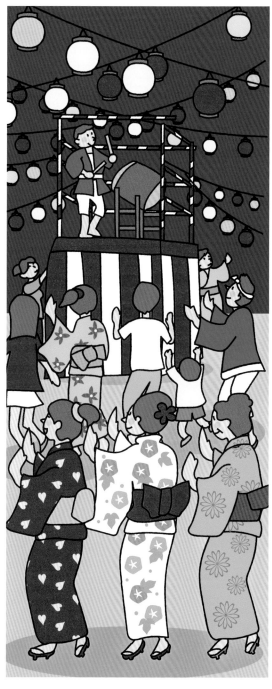

月　　日

まちがい　**7**コ

ひとくちメモ

撮影時、40度を超す猛暑で出演者やスタッフに体調を崩す者が続出。オードリーも疲労と猛暑で吹き出ものができた。

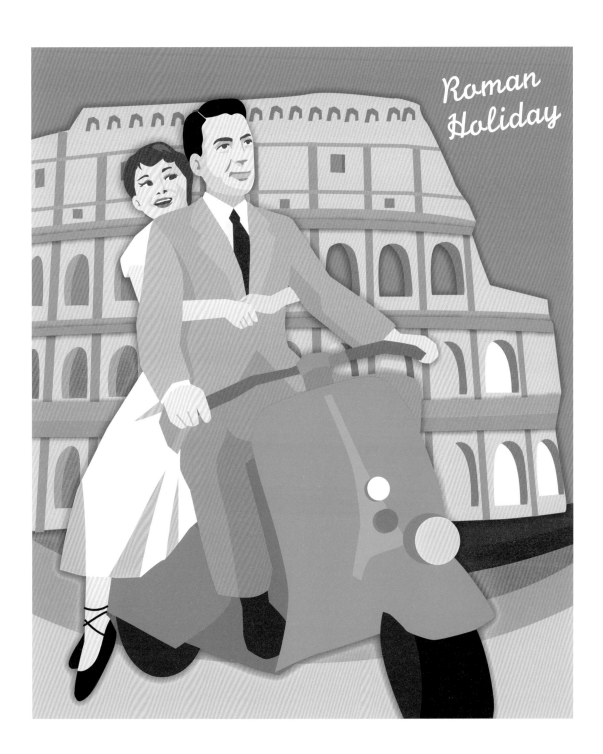

Roman Holiday

映画の名作『ローマの休日』をモチーフにした問題です。左右の絵を見くらべて、まちがっている部分を見つけて、右の絵に丸をつけましょう。

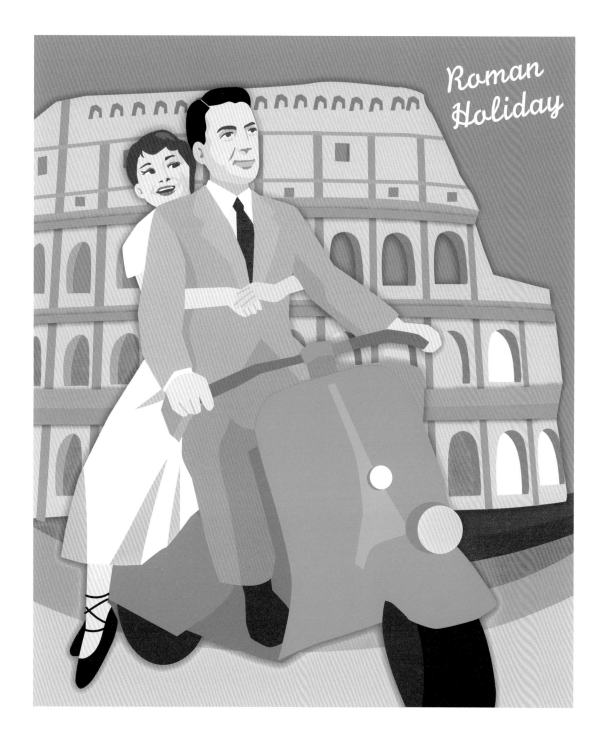

ひとくちメモ

16世紀のドイツ、マルティン・ルターが星空を見上げて感動し、木の枝に多くのロウソクを飾ったのがイルミネーションの発祥。

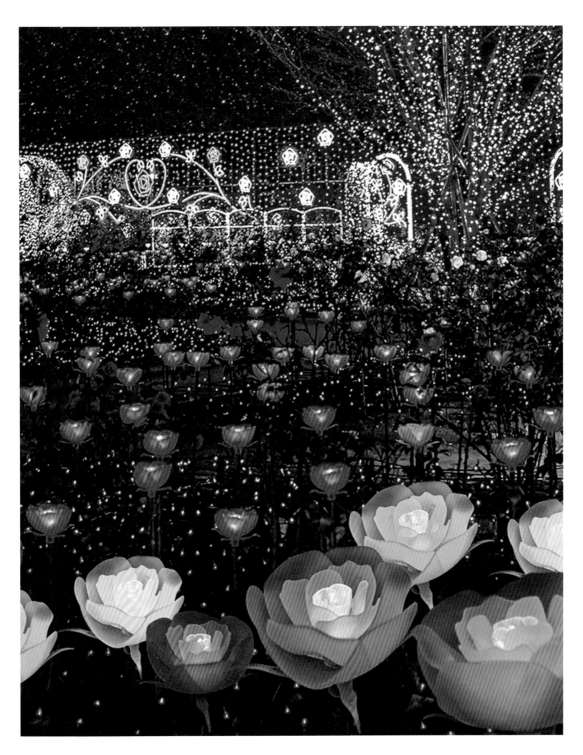

「あしかがフラワーパーク」のイルミネーションの様子をモチーフにした問題です。左右の写真を見くらべて、まちがっている部分を見つけて、右の写真に丸をつけましょう。

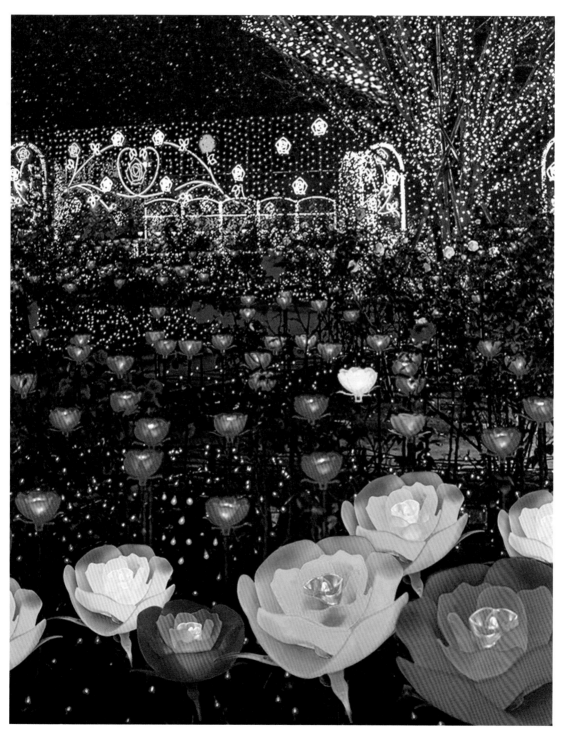

→解答は118ページ

37

【日本の伝統文化】

月	日
まちがい	**8**コ

ひとくちメモ

お正月に飾るしめ飾りや門松は、「歳神様を家にお迎えする準備ができていること」を意味している。

「お正月の初詣」の様子を描いた問題です。上下の絵を見くらべて、まちがっている部分を見つけて、下の絵に丸をつけましょう。

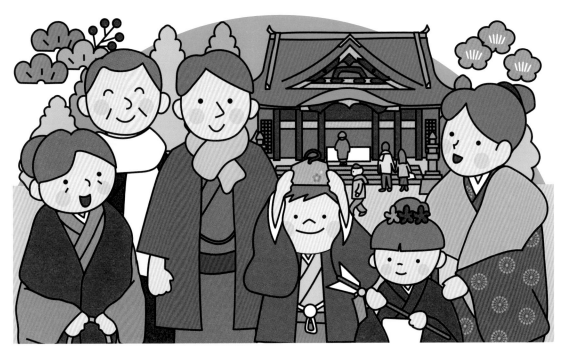

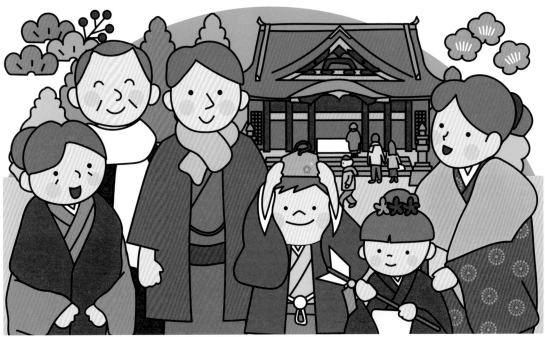

→解答は119ページ

38

【世界の名画】

月　日

ぬりえ

ヴァン・ゴッホの名画『ひまわり』をモチーフにしたぬりえです。色えんぴつやマーカーなどを使い、好きな色をぬって完成させてください。

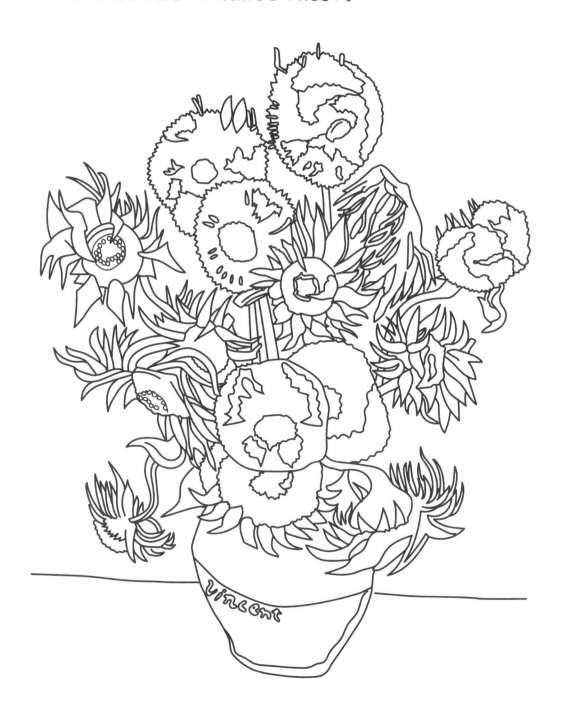

39

【世界の名所】

月　　　日

まちがい **7**コ

ひとくちメモ

クレムリン宮殿に展示されている「鐘の皇帝」を意味する巨大な鐘（ツァーリ・コロコル）のモニュメントは、世界一の大きさ。

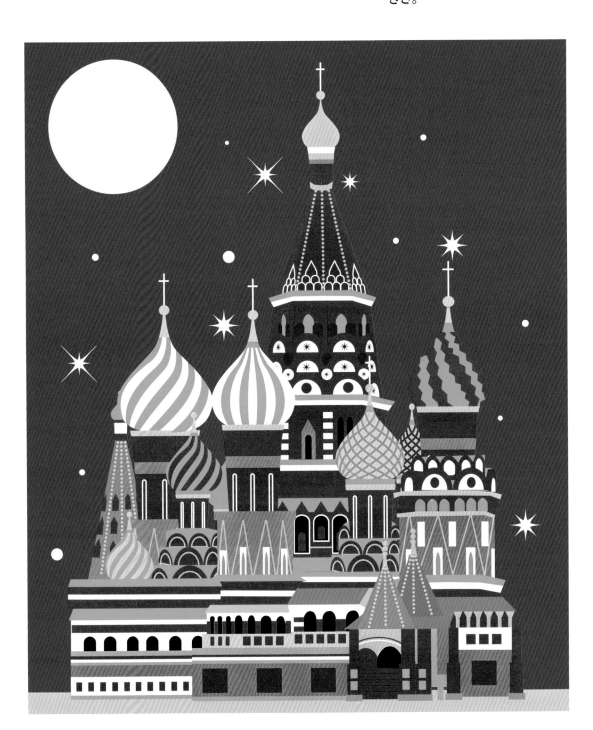

ロシアにある世界遺産「クレムリン」を描いた問題です。左右の絵を見くらべて、まちがっている部分を見つけて、右の絵に丸をつけましょう。

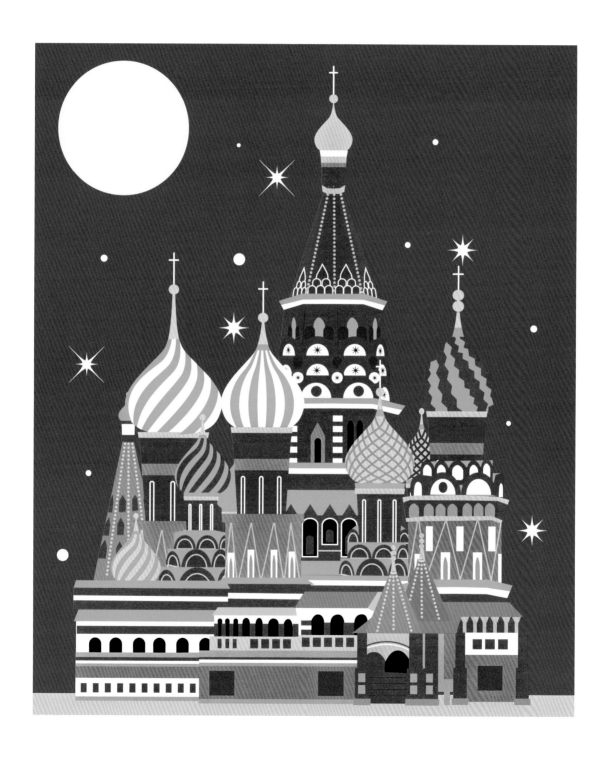

→解答は119ページ

月	日
まちがい	**7**コ

ひとくちメモ

絵の中の人物は叫んでいるわけではなく、耳を塞いでいる。自然を貫く果てしない叫びを聴いて、驚いている様子。

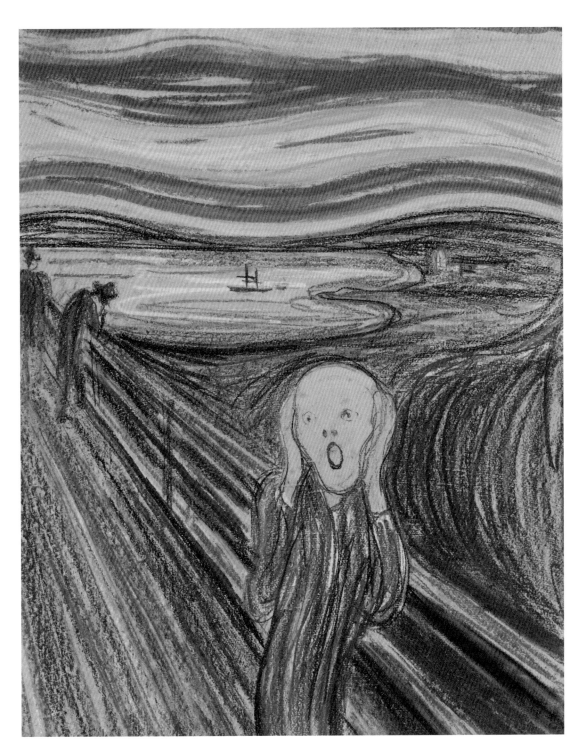

エドヴァルド・ムンクの名画『叫び』をモチーフにした問題です。左右の絵を見くらべて、まちがっている部分を見つけて、右の絵に丸をつけましょう。

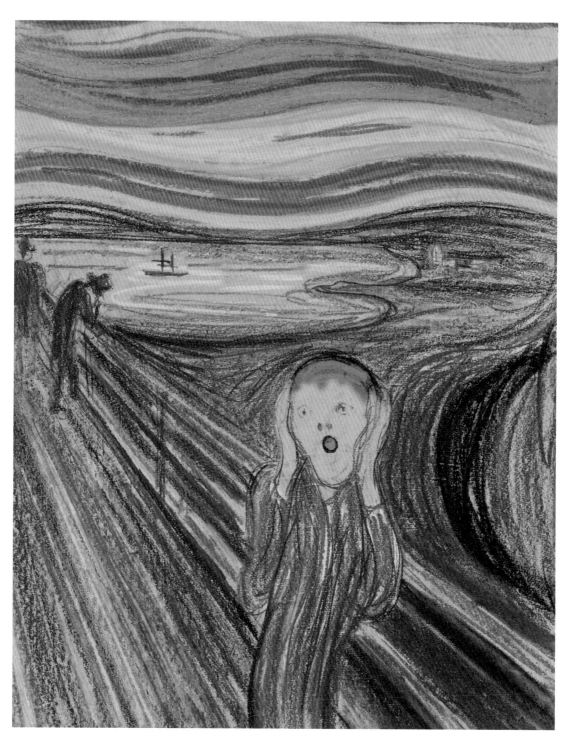

→解答は120ページ

41

【日本の名所】

月	日
まちがい	**7**コ

ひとくちメモ

鳥居の朱色は、すべての物事に対して明るいポジティブな気持ちを表す色であり、生命や大地を象徴している。

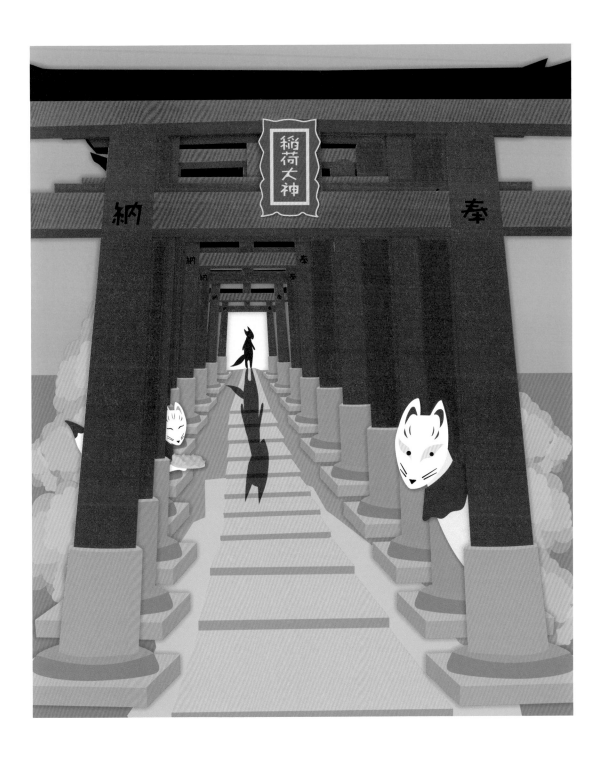

京都にあるお稲荷さんの総本宮「伏見稲荷大社」を描いた問題です。左右の絵を見くらべて、まちがっている部分を見つけて、右の絵に丸をつけましょう。

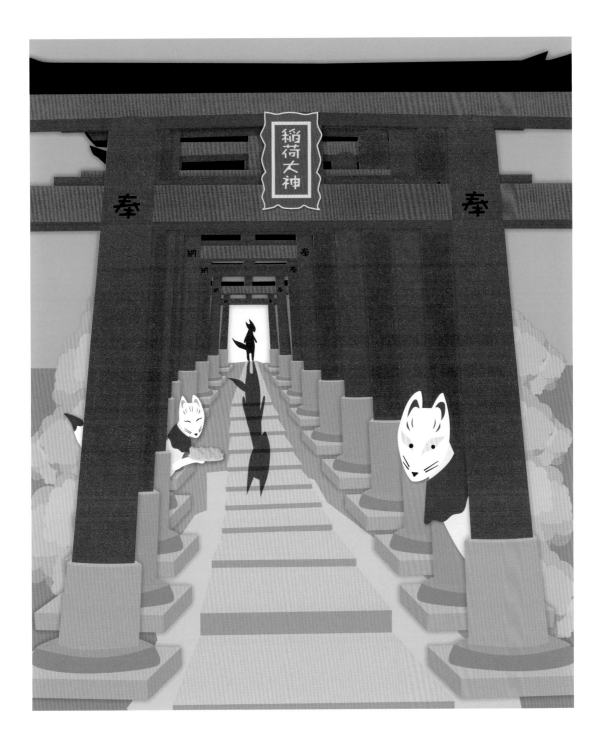

→解答は120ページ

42

【レジャー施設】

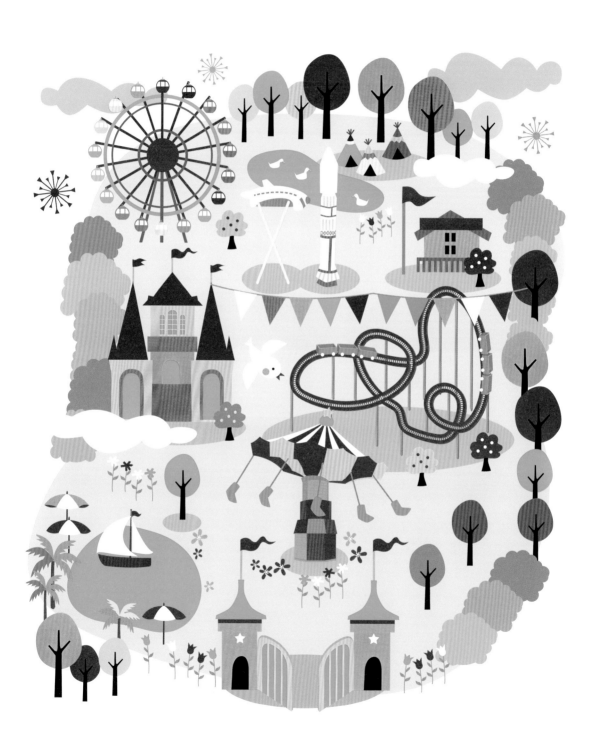

多くの人が集まる遊園地の様子をモチーフにした問題です。左右の絵を見くらべて、まちがっている部分を見つけて、右の絵に丸をつけましょう。

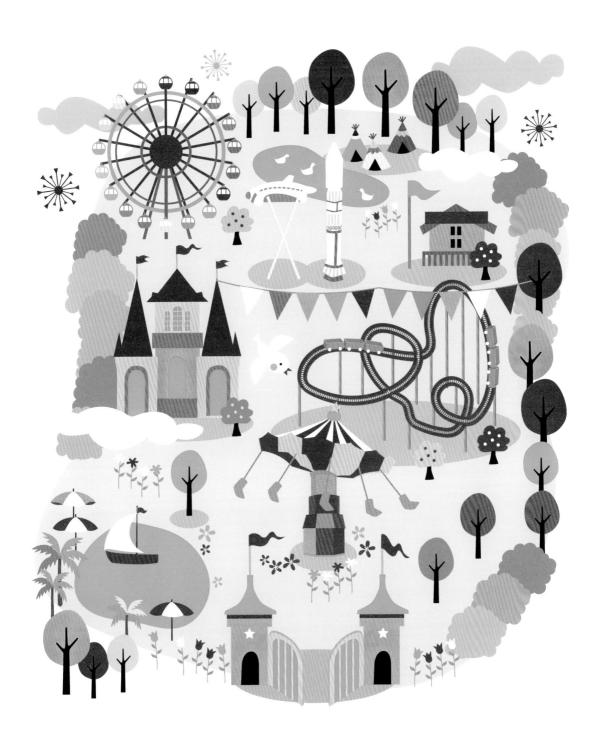

→解答は121ページ

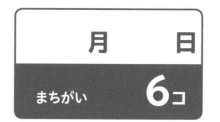

43

【世界の名所】

月　　　　　日

まちがい　**6**コ

ひとくちメモ

中心地にあるサン・マルコ広場には無数の鳩の群れが見られるが、鳩にエサを与えると最低50ユーロの罰金が科せられる。

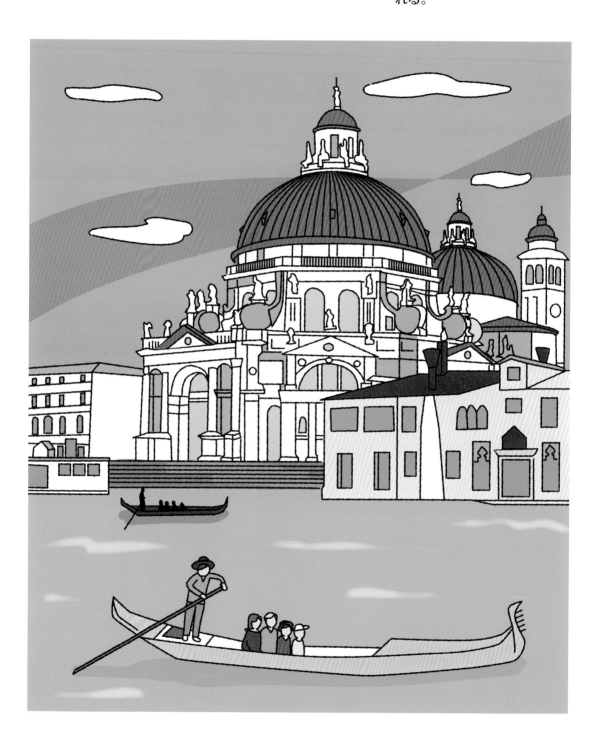

イタリアにある世界遺産の街「ヴェネチア」を描いた問題です。左右の絵を見くらべて、まちがっている部分を見つけて、右の絵に丸をつけましょう。

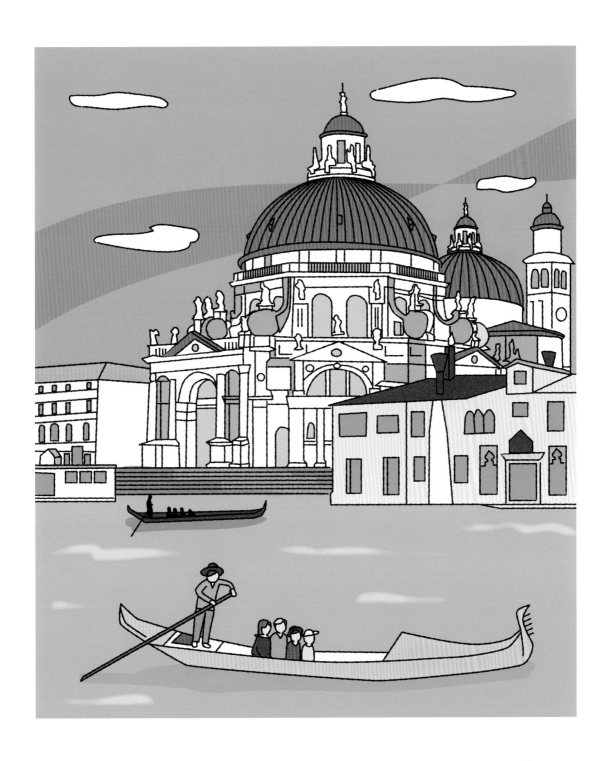

→解答は121ページ

44

【日本の名所】

月	日
まちがい	**7**コ

ひとくちメモ

亀山天皇がこの橋を見て、月が渡るさまに似ていると思い、「渡月橋」と命名したと伝えられている。嵐山の景勝地。

京都の嵯峨嵐山を代表する名所「渡月橋」をモチーフにした問題です。上下の写真を見くらべて、まちがっている部分を見つけて、下の写真に丸をつけましょう。

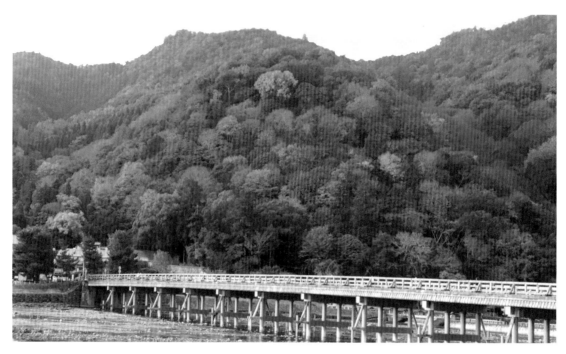

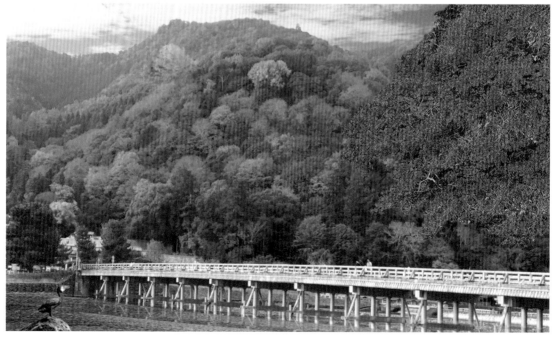

→解答は122ページ

45

【日本の伝統文化】

ひとくちメモ

桃には邪気を払う魔除けの信仰や不思議な力が宿っていると伝えられているため、「ひな祭り」は「桃の節供」と呼ばれている。

3月3日の伝統行事「ひな祭り」の様子を描いた問題です。左右の絵を見くらべて、まちがっている部分を見つけて、右の絵に丸をつけましょう。

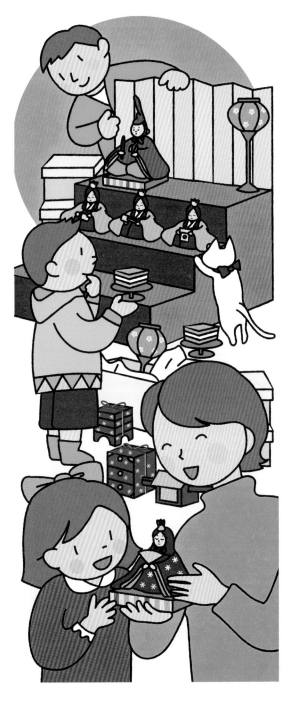
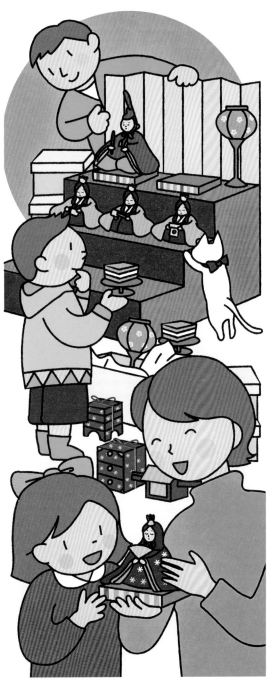

46

【イベント】

月　　　日

まちがい **7**コ

メダルにはオリンピック憲章の規定が定められていて、金メダルには6g以上の純金で金張りが施されていなければならない。

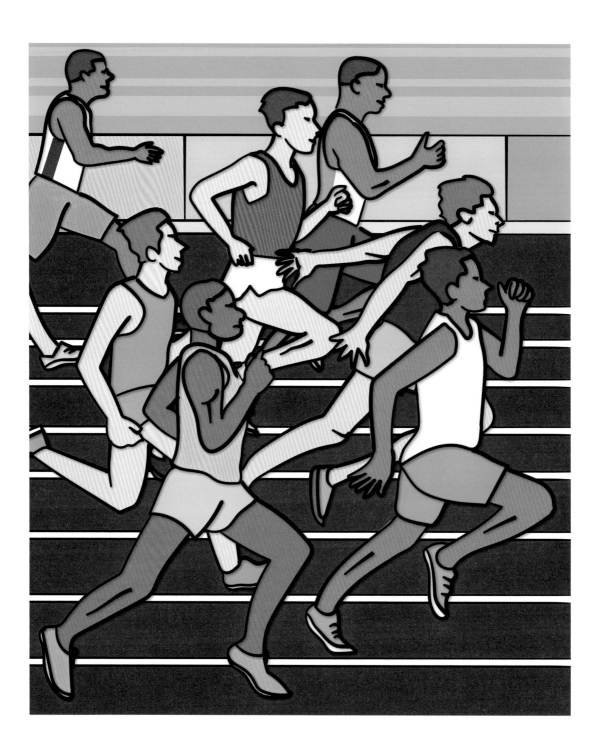

80

オリンピックの陸上競技「100m走の決勝」の様子を描いた問題です。左右の絵を見くらべて、まちがっている部分を見つけて、右の絵に丸をつけましょう。

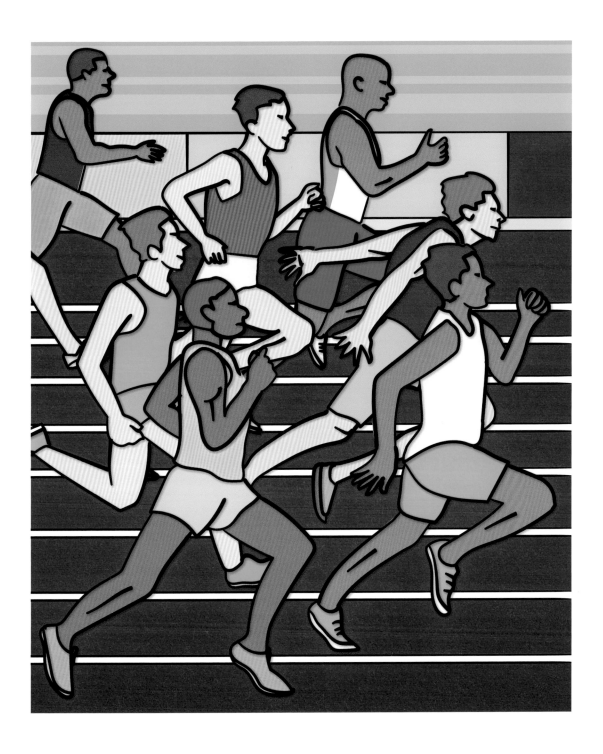

→解答は122ページ

47

【世界の名所】

月　　日

まちがい　**7**コ

カトリックの巡礼地モン・サン・ミッシェルを訪れたら絶対食べたいのが、修道士が食べていた絶品のふわふわオムレツ。

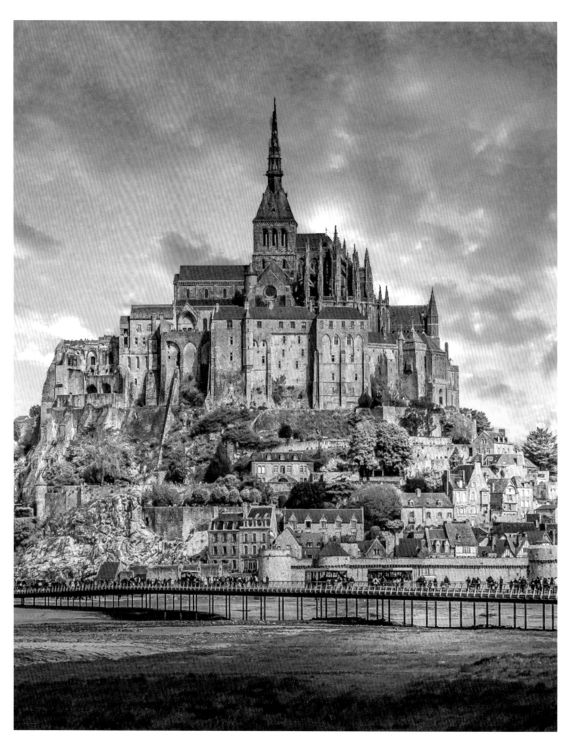

フランスにある世界遺産「モン・サン・ミッシェル」をモチーフにした問題です。左右の写真を見くらべて、まちがっている部分を見つけて、右の写真に丸をつけましょう。

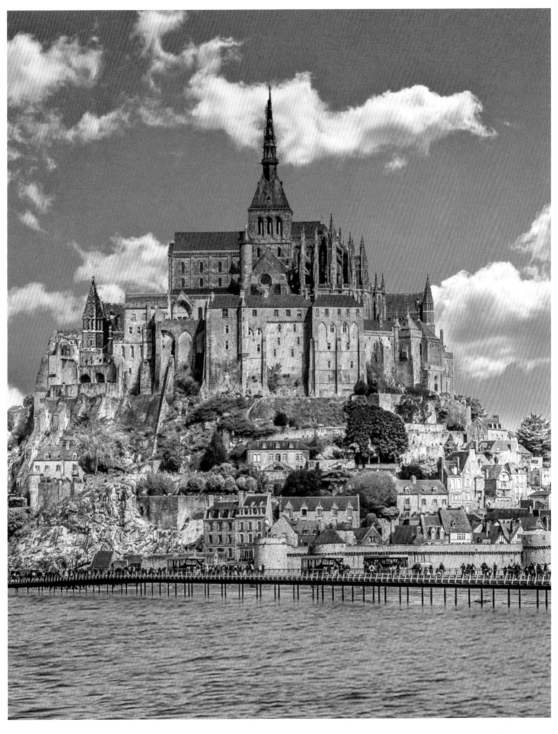

→解答は123ページ

48

【日本の昔話】

ひとくちメモ

桃太郎のモデルは第7代天皇・孝霊天皇の息子の吉備津彦命。吉備を支配していた鬼を吉備津彦命が討った伝説がある。

日本昔話の『桃太郎』をモチーフにした問題です。上下の絵を見くらべて、まちがっている部分を見つけて、下の絵に丸をつけましょう。

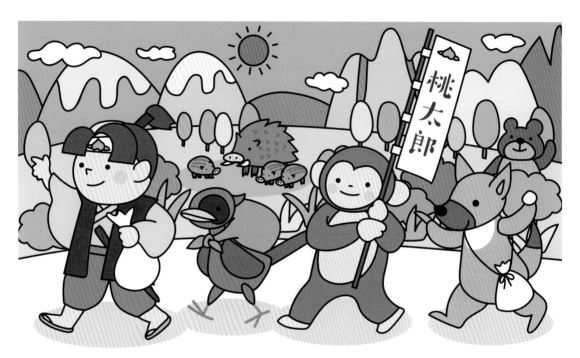

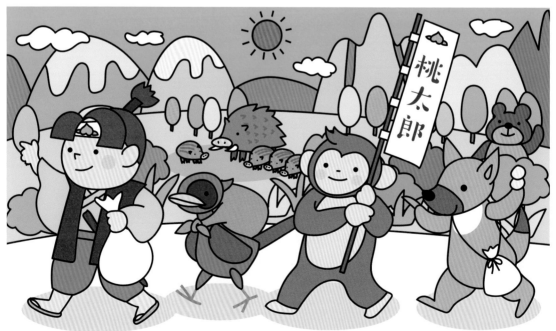

→解答は123ページ

49

【日本の四季】

月　　　日

ぬりえ

ひとくちメモ

夏の猛暑を乗り切るには、体を冷やす効果がある食べものや清涼感のある植物を見ることで体内から涼しくなれる。

夏らしい定番の食べものと植物をモチーフにしたぬりえです。色えんぴつやマーカーなどを使い、好きな色をぬって完成させてください。

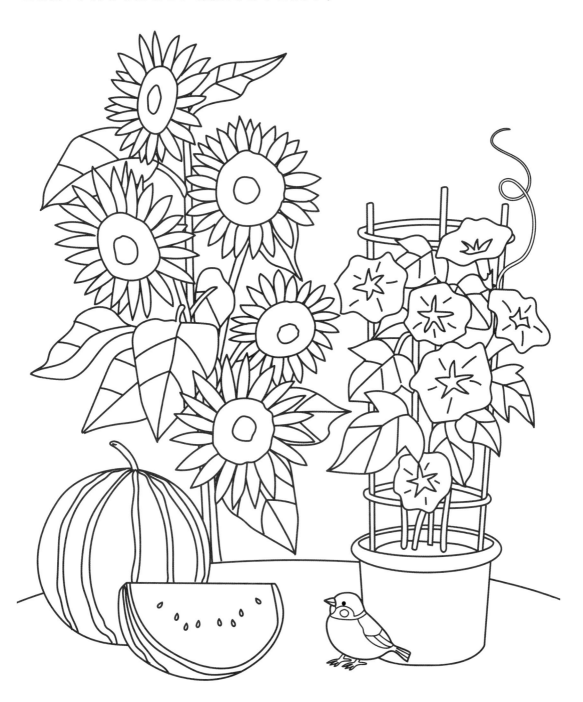

50

【日本の昭和】

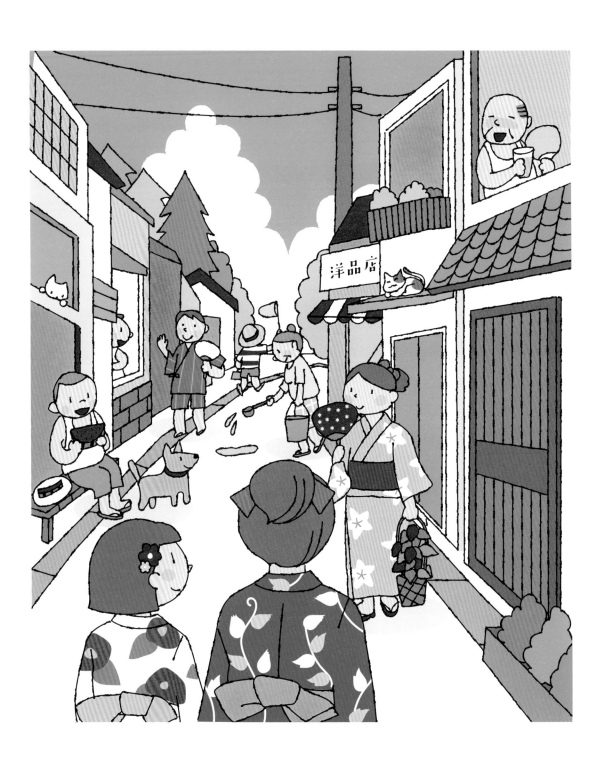

洋品店

真夏の下町の人びとの様子を描いた問題です。左右の絵を見くらべて、まちがっている部分を見つけて、右の絵に丸をつけましょう。

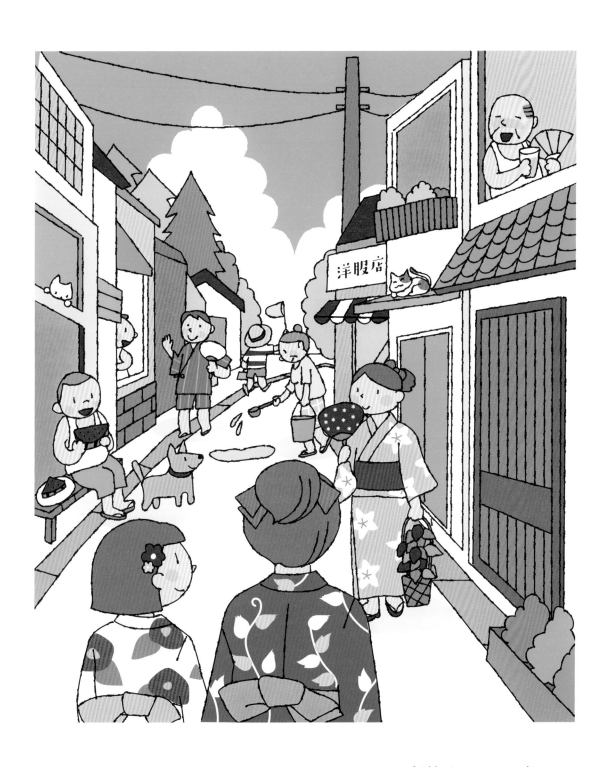

51

【世界の名所】

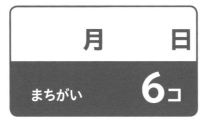

ひとくちメモ

イタリア語で、チンクエは「5」、テッレは「土地」を意味する。文字どおり、5つの個性的な集落を見ることができる。

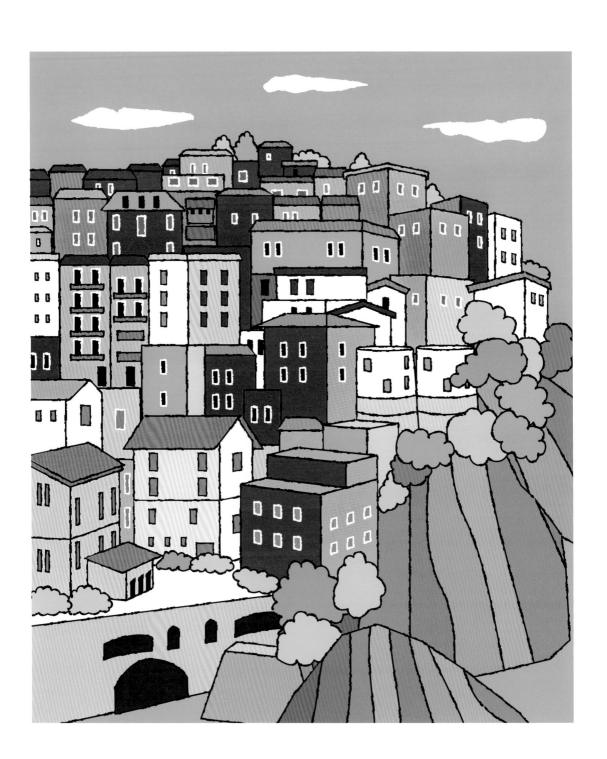

イタリアにある世界遺産「チンクエ・テッレ」を描いた問題です。左右の絵を見くらべて、まちがっている部分を見つけて、右の絵に丸をつけましょう。

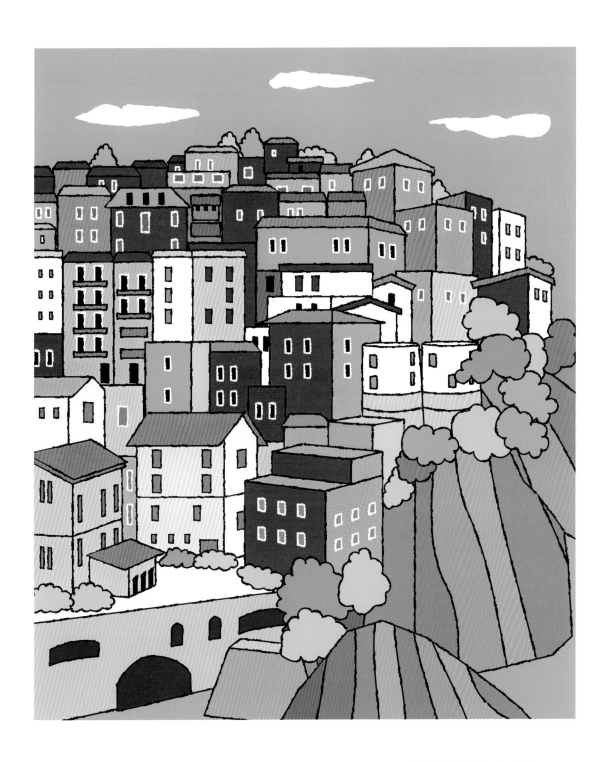

→解答は124ページ

ひとくちメモ

祇園祭の期間中は、きゅうりを食べてはいけない。輪切りにしたときの断面の形が八坂神社の御神紋に似ていることから。

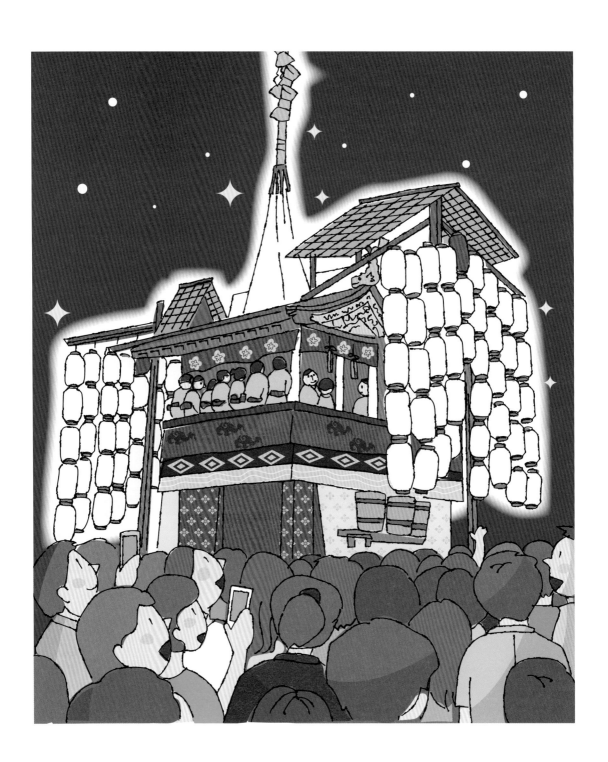

1000年以上の歴史をもつ京都の「祇園祭」の様子を描いた問題です。左右の絵を見くらべて、まちがっている部分を見つけて、右の絵に丸をつけましょう。

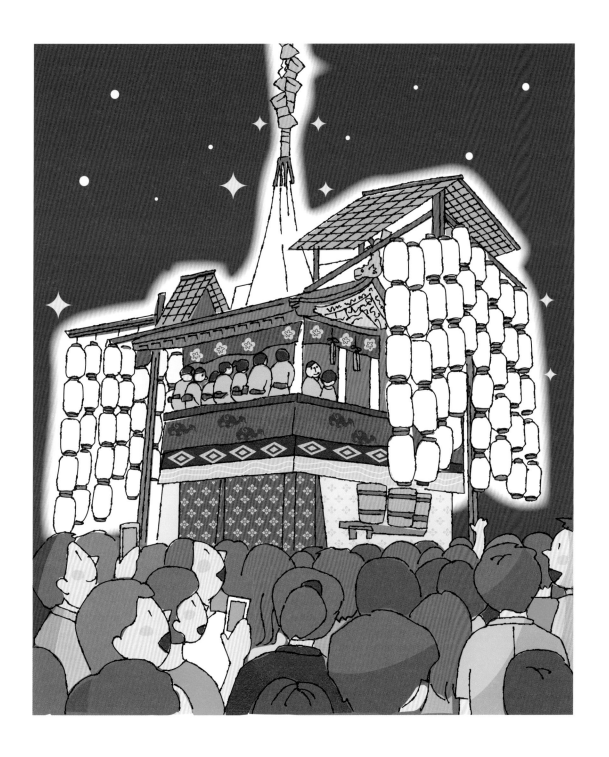

→解答は125ページ

53

月　　日

まちがい　**8**コ

ひとくちメモ

ヴェルサイユ宮殿には、小動物園、人工洞窟、オレンジの温室、ジェットコースターなどの一風変わった施設もあった。

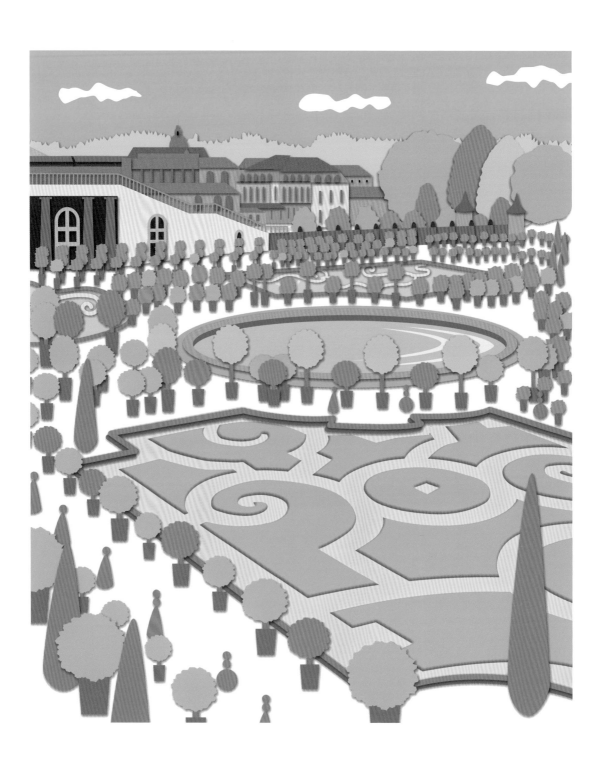

フランスにある豪華絢爛な世界遺産「ヴェルサイユ宮殿と庭園」を描いた問題です。
左右の絵を見くらべて、まちがっている部分を見つけて、右の絵に丸をつけましょう。

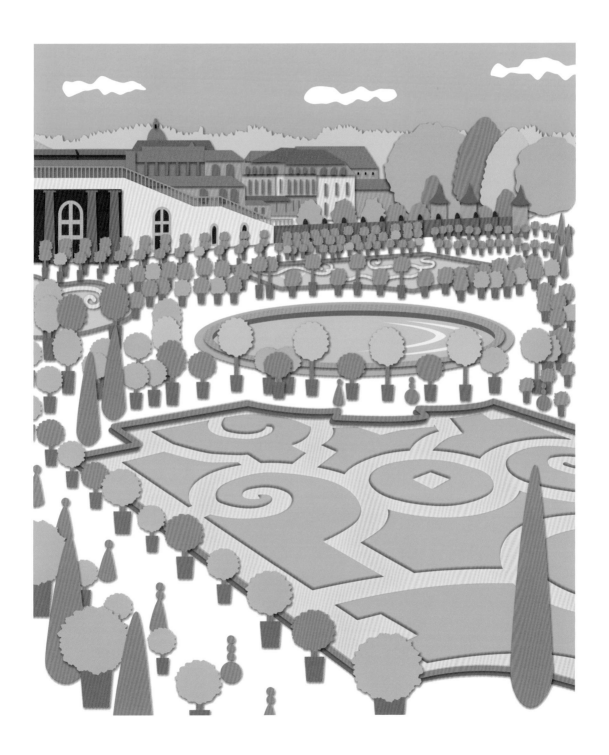

→解答は125ページ

54

【日本の名画】

月	日
まちがい	**7**コ

ひとくちメモ

ゴッホは弟テオに送った手紙でこの絵を激賞し、ドビュッシーは管弦楽曲『ラ・メール』を作曲するなど影響は大きい。

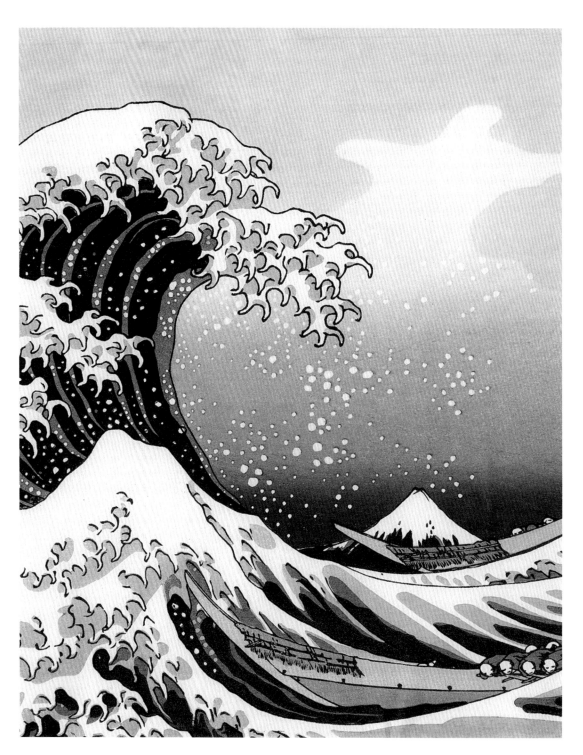

葛飾北斎の名画『富岳三十六景 神奈川沖浪裏』をモチーフにした問題です。左右の絵を見くらべて、まちがっている部分を見つけて、右の絵に丸をつけましょう。

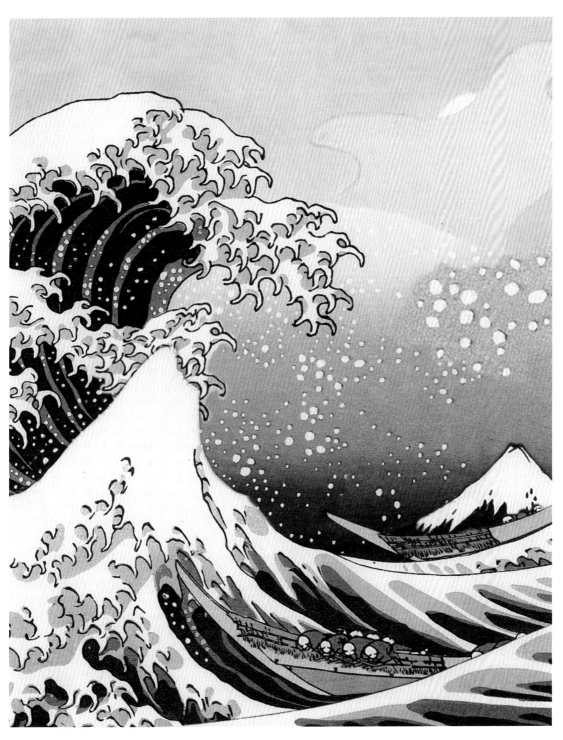

→解答は126ページ

月	日
まちがい	**8**コ

ひとくちメモ

高尾山の高尾登山ケーブルは日本一の急勾配を誇る。比叡山延暦寺の坂本ケーブルは、日本最長2025mの路線。

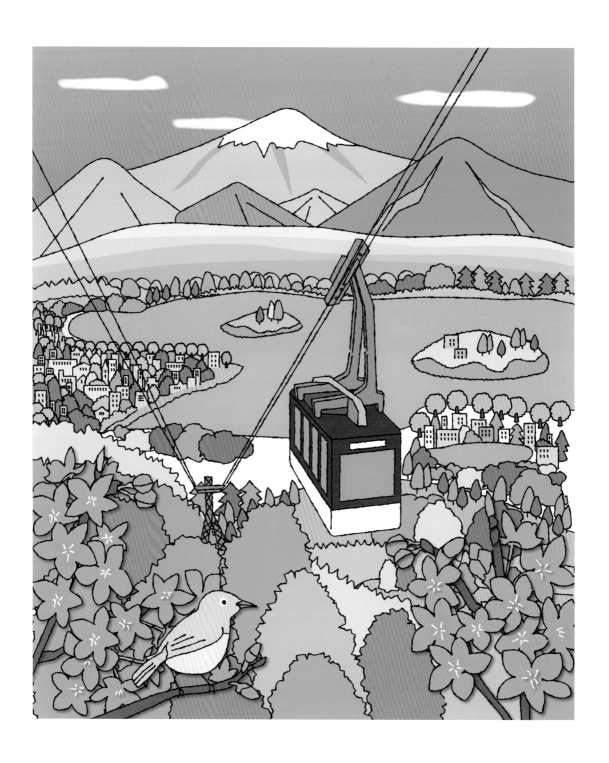

まるで空中散歩をしているような気分が味わえるケーブルカーを描いた問題です。左右の絵を見くらべて、まちがっている部分を見つけて、右の絵に丸をつけましょう。

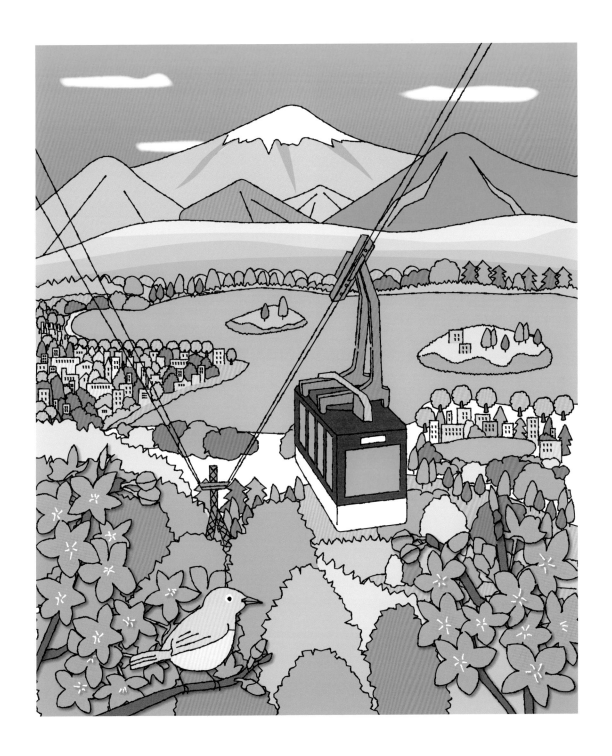

→解答は126ページ　**97**

56

【日本の昭和】

月	日
まちがい	**6**コ

ひとくちメモ

昔のことを思い出すことは「回想法」といって脳に刺激を促し、認知力を向上させる効果がある。過去を懐かしもう。

子どもたちが竹馬やこま回しで遊んでいる様子を描いた問題です。左右の絵を見くらべて、まちがっている部分を見つけて、右の絵に丸をつけましょう。

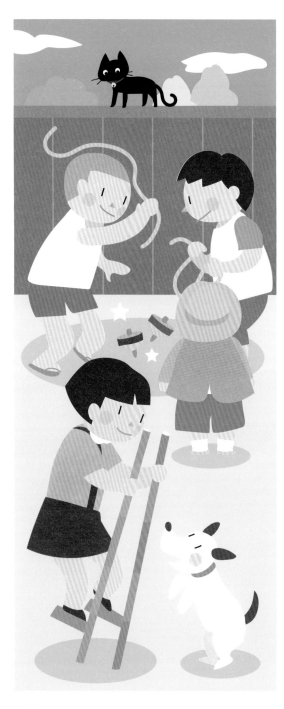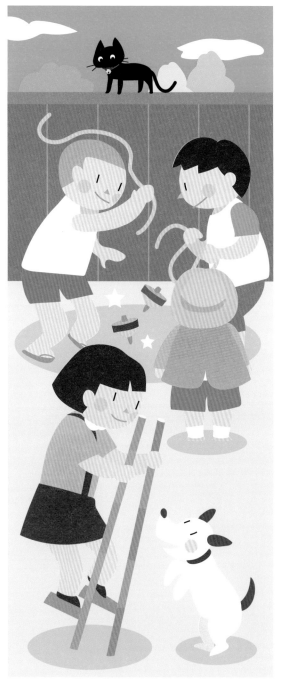

→解答は126ページ

57

【日本の名所】

ひとくちメモ

初代清衡公、2代基衡公、3代秀衡公、4代泰衡公の亡骸は金色の棺に納められ、須弥壇内に今も安置されている。

「中尊寺・金色堂」の仏像をモチーフにしたぬりえです。色えんぴつやマーカーなどを使い、好きな色をぬって完成させてください。

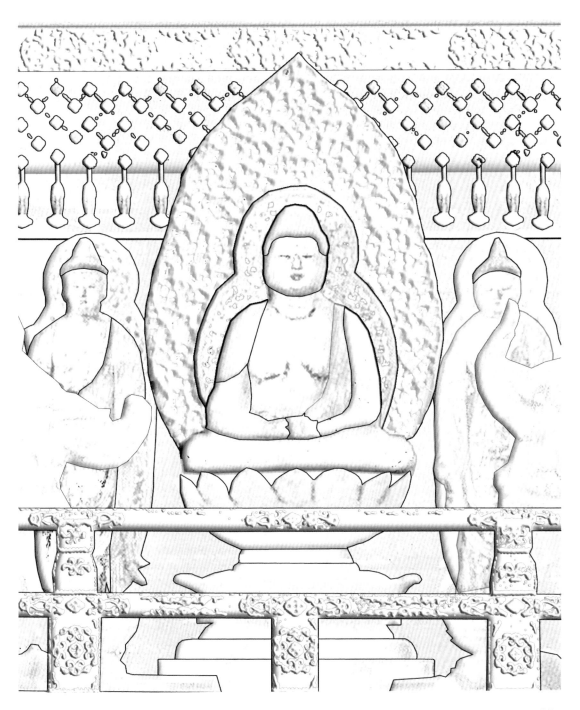

58

【世界の名所】

月	日
まちがい	**8**コ

ひとくちメモ

1634年頃、オランダでは投資家たちがチューリップの球根を買い占め、値段が上昇し、のちにバブルが起こった。

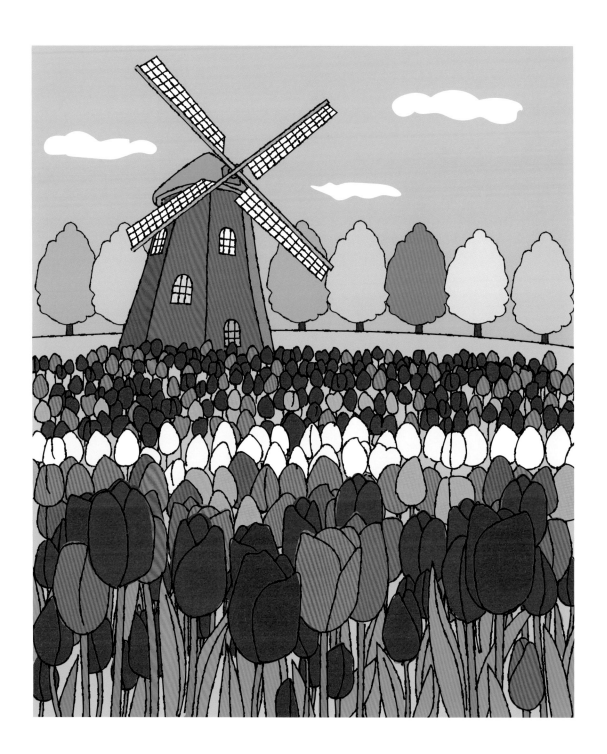

オランダの「チューリップ畑と風車」を描いた問題です。左右の絵を見くらべて、まちがっている部分を見つけて、右の絵に丸をつけましょう。

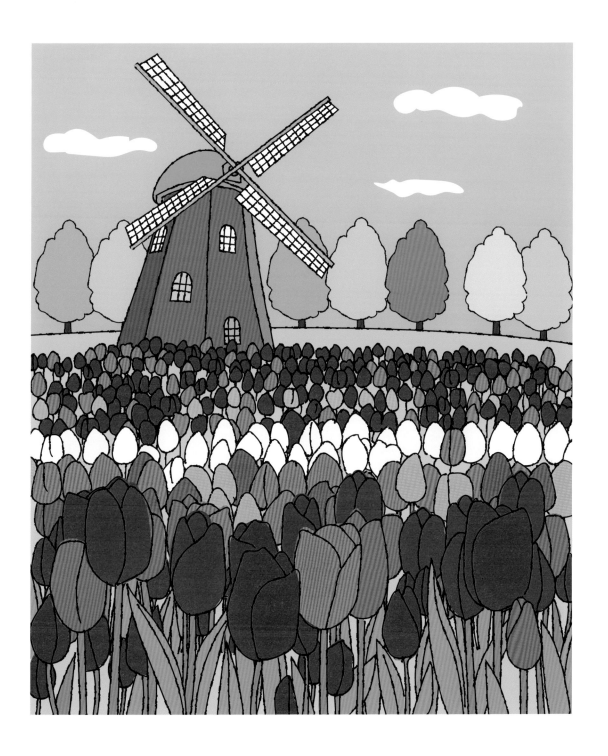

→解答は127ページ

【日本の名所】

月　　　日

まちがい　**7**コ

厳島神社本殿の広さは、82坪で日本一の規模。海上に建つため、満潮時のことも考慮され、回廊の床板には隙間がある。

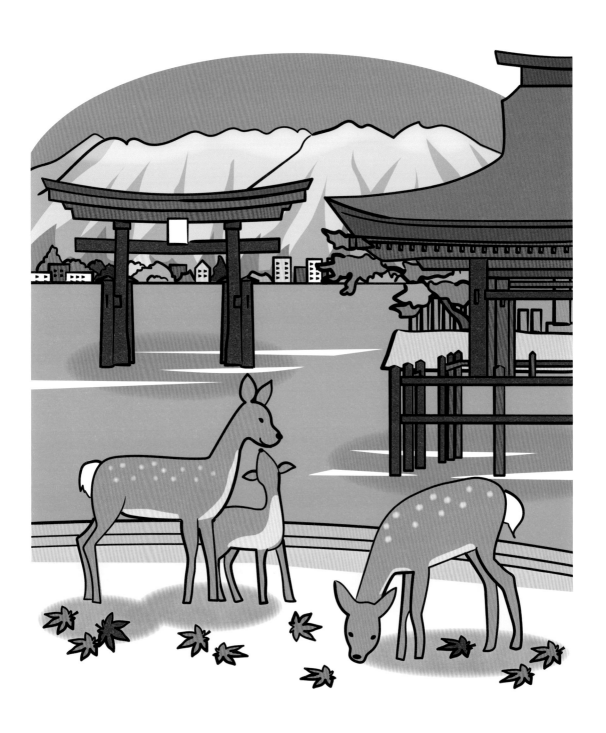

広島の世界遺産の「厳島神社と宮島」を描いた問題です。左右の絵を見くらべて、まちがっている部分を見つけて、右の絵に丸をつけましょう。

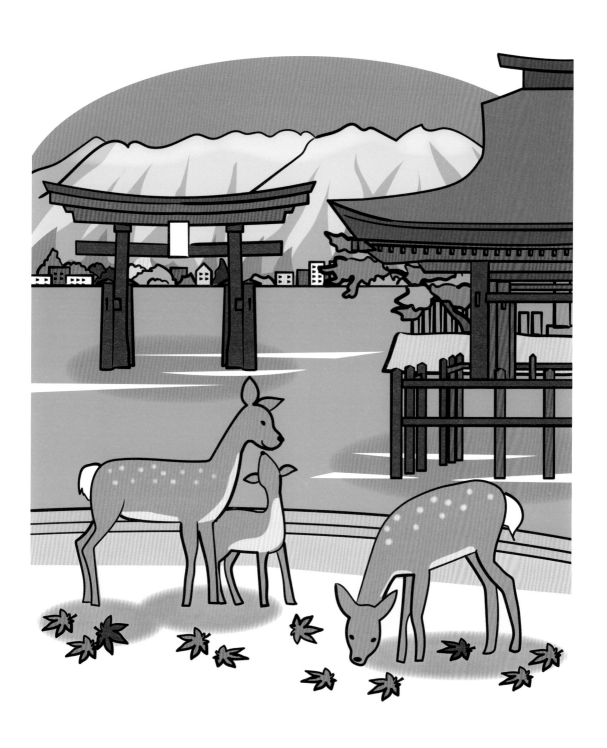

→解答は127ページ　　**103**

【日本の四季】

月	日
まちがい	**7**コ

桜は世界で約100品種がある。日本の国花である桜の基本野生種はわずか10種のみ。桜の美しさを楽しもう。

日本ならではの美しい桜の名所での「花見」の様子を描いた問題です。左右の絵を見くらべて、まちがっている部分を見つけて、右の絵に丸をつけましょう。

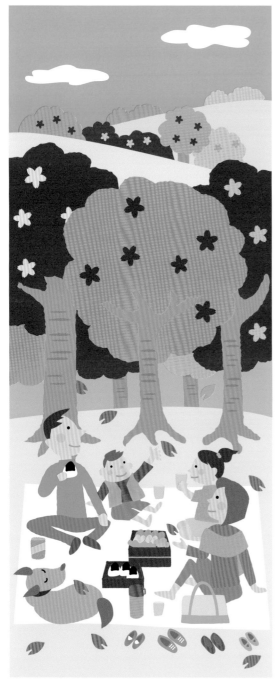
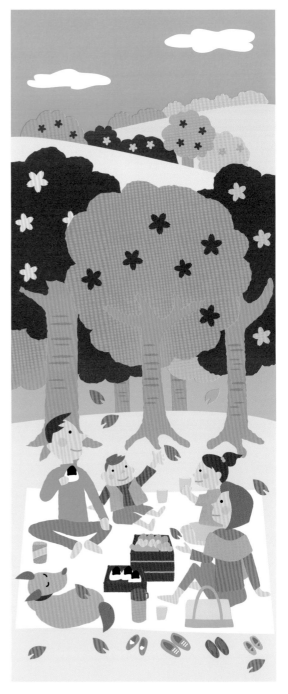

→解答は127ページ

解　答

1 ……… 8ページ

日本の昭和

脳によいことメモ

脳の前部分にある「前頭前野」が
脳の重要な働きをしています。「物
事を記憶する」「過去を思い出す」
「感情や行動をコントロールする」「考
えたり、閃いたりする」「人間関係
をよくする」などの脳のこれらの行
動を司っている場所です。

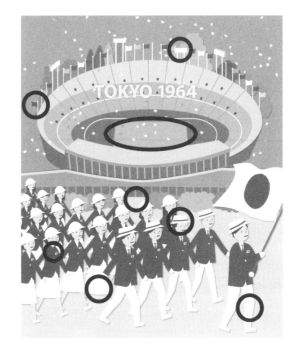

2 ……… 10ページ

日本の名所

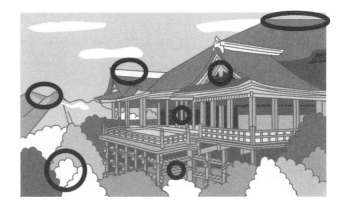

3 ……… 11ページ

食べもの

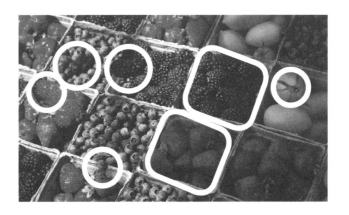

4 ……… 12ページ

乗りもの

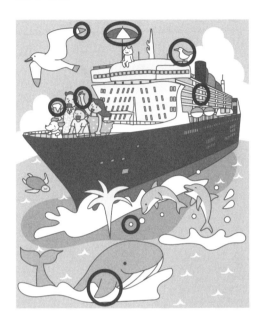

5 ……… 14ページ

世界の名画

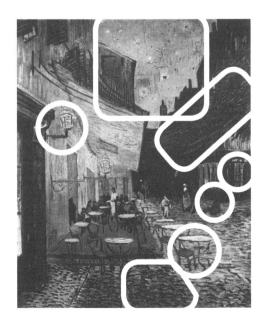

6 ……… 16ページ

日本の四季

7 ……… 17ページ

ぬりえ問題

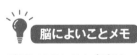 脳によいことメモ

バランスのとれた食事は、脳だけでなく身体の健康のためには必須です。好きなものだけを食べるのではなく、自分に足りない栄養素をチェックしてみて、食事の管理をしましょう。また食べ過ぎは胃をはじめ、脳にも負担をかけるので禁物です。

8　……… 18ページ

世界の名所

脳によいことメモ

スマホやパソコンを使っているときは、脳の前頭前野は働いていません。ノートとペンを用意して、実際に手を使って文字や数字を書くと、この前頭前野が活性化されます。記憶力や集中力を高めたいと思ったら、積極的に手を動かしてみましょう。

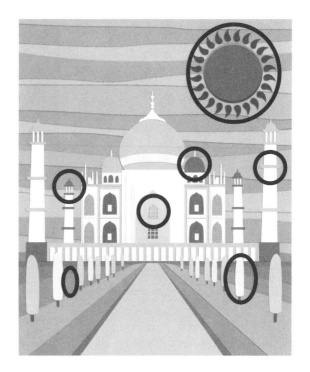

9　……… 20ページ

レジャー施設

脳によいことメモ

他人とかかわっているときは、脳が活発に働いています。友人と会って話したり、地域のコミュニティに積極的に参加したりして、人と触れ合う機会を作りましょう。直接会うのが難しかったら、電話で話すのも気分転換になります。

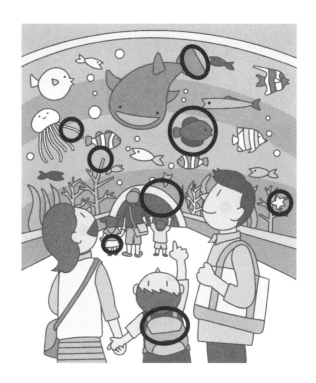

10 ······ 22ページ

世界の名画

脳によいことメモ

目が覚めたら、太陽の光を浴びましょう。まだ寝ぼけ眼（まなこ）のなか、10分くらい朝日を浴びるだけで、すっきりと目覚めることができます。太陽光を浴びると心身のリズムが整い、脳内でもセロトニンという神経伝達物質が多く分泌され、質の良い睡眠につながります。また、殺菌効果も期待できます。日焼け対策も忘れずに。

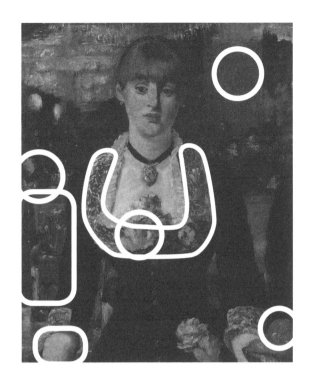

11 ······ 24ページ

日本の名所

脳によいことメモ

「まちがいさがし」をはじめ、問題を解いたり勉強したりするのは、なるべく午前中に行うと効果的です。午前中は、脳の働きが夜に比べて断然よいことがわかっています。体を動かすのも午前中に行うと代謝がよくなり、痩せやすくなります。

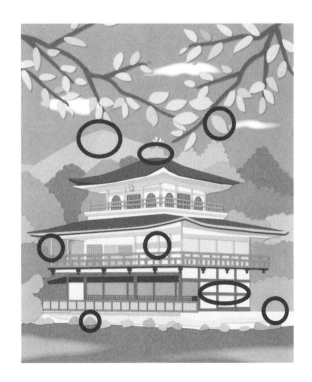

12

12 ……… 26ページ

イベント

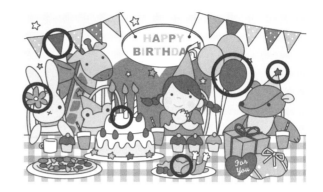

13 ……… 27ページ

日本の昔話

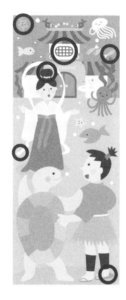

14 ……… 28ページ

世界の名所

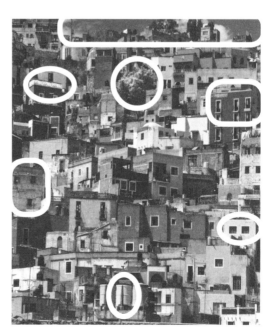

15 ·········30ページ

日本の名所

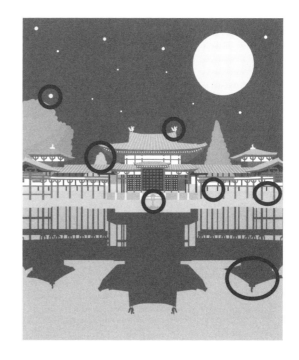

16 ·········32ページ

日本の四季

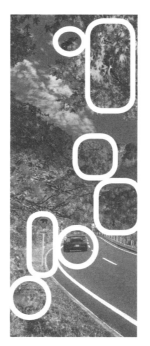

💡 **脳によいことメモ**

脳のエネルギー源となるのは、ブドウ糖です。ブドウ糖をしっかり摂取するために、規則正しい食事を心がけましょう。ブドウ糖は、ごはんやパン、麺類などの炭水化物に多く含まれています。なかでも血糖値を急激に上げずにとれるごはんが、脳にそして認知機能アップに効果的です。

17 ·········33ページ

世界の童話

ぬりえ問題

18 ……… 34ページ

世界の名所

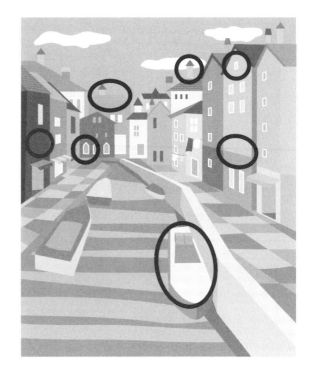

脳によいことメモ

音読は、脳を活性化させる効果があり、思考力やコミュニケーション能力を高め、記憶力や空間認知力を20〜30%増加させます。また、声に出すことでストレスも軽減させる効果があるので、お気に入りの本を音読してみましょう。

19 ……… 36ページ

乗りもの

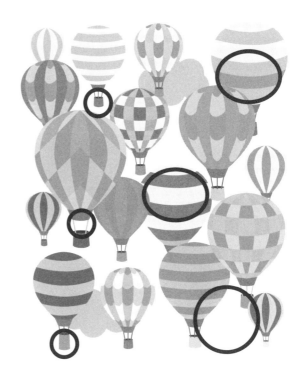

脳によいことメモ

運動でも勉強でもジャンルはなんでもいいですが、ルーティーンがあると、感情や行動をコントロールすることができます。なるべく長く続けられるように短い時間でかまいません。1日のうちで10分でも時間を作って続けてみてください。

20 ……… 38ページ

世界の名画

脳によいことメモ

数字を使った問題は脳の回転をよくしますので、おすすめです。難しいものよりも、足し算や引き算などの簡単な計算を速く解くことに注力してみましょう。深く考えずに、すらすら解けるようになると、脳が働いている証拠です。

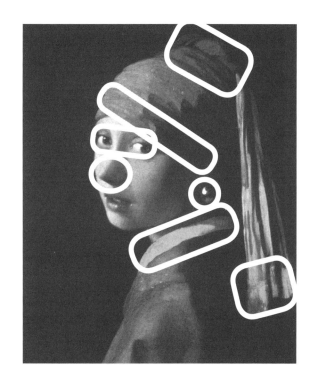

21 ……… 40ページ

日本の四季

脳によいことメモ

夜は12時までにはベッドに入り、良質な睡眠を心がけてください。睡眠時間はできれば8時間は確保しましょう。睡眠中には、体にとって必要なさまざまなホルモンがたくさん分泌されます。脳はもちろんですが、肌や内臓、筋肉などにも影響を与えますので、質の高い睡眠をとっていれば、若さを保つことにつながります。また、睡眠は脳内に蓄積した老廃物を洗い流してくれるので、認知症予防にも大いに効果があります。

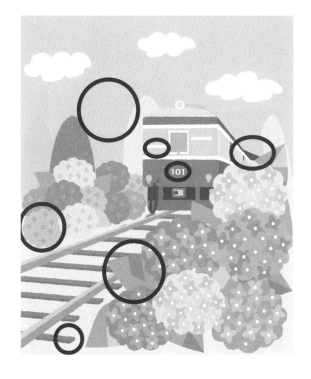

22 ········ 42ページ

世界の童話

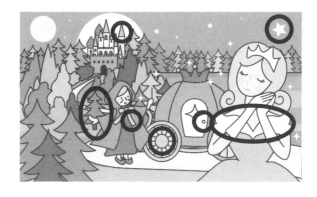

23 ········ 43ページ

日本の名所

 脳によいことメモ

料理は、脳の働きを向上させる効果が十分にあることが研究でわかっています。材料から工程を考え、味付けもして、おいしいものを食べるので脳も心も喜びます。あまり料理をしない人も、この機会に率先して始めてみるといいでしょう。

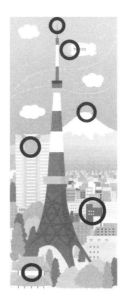

24 ········ 44ページ

世界の歴史

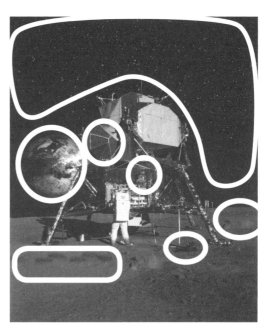

25 ······ 46ページ

世界の名所

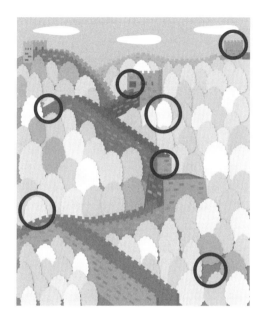

27 ······ 50ページ

日本の四季

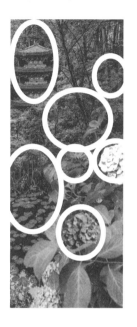

26 ······ 48ページ

日本の伝統文化

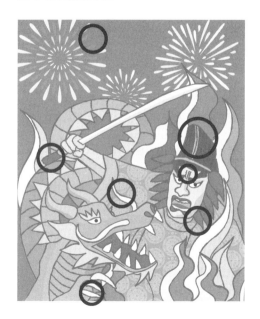

28 ······ 51ページ

世界の名作

ぬりえ問題

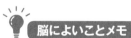

💡 脳によいことメモ

脳は、ワクワクしたり、楽しいことや面白いことに敏感です。楽しいことを考えたり、今までにやったことのないことにチャレンジしたり、普段通らない道を散歩してみたり、絵本を読んだり、落語を聞いたりしてみてください。また、誰かテレビやアニメの中の登場人物への疑似恋愛も良いことです。とにかく脳を刺激してより活性化させましょう。

29 ……… 52ページ

世界の童話

 脳によいことメモ

長時間のテレビ鑑賞は、脳の老いを
はやめるので注意が必要です。テレ
ビを見るということは、長時間受け
身で一方通行の情報しか入ってこず、
脳が停滞してしまいます。また、同
じ姿勢で座ったままになってしまい、
筋力も弱まります。

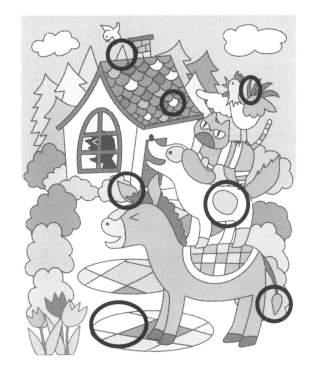

30 ……… 54ページ

日本の伝統文化

 脳によいことメモ

あらゆる細菌は、脳の認知機能の低
下や認知症との関連につながる可能
性があります。強い免疫力をつくる
ために、抗菌作用がある食べ物の摂
取を心がけてみてください。オレガ
ノ油や乳酸菌、はちみつ、ターメリ
ックなどが効果的です。

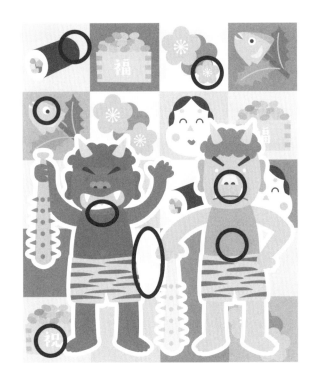

31 ········ 56ページ

世界の名所

 脳によいことメモ

楽しいことや面白いことがあって笑ったとき、前頭前野が活発に働き、セロトニンやドーパミン、オキシトシンの脳内物質が盛んに分泌されます。ストレスも軽減され、リラックス効果もあるので、たくさん大声で笑ってください。

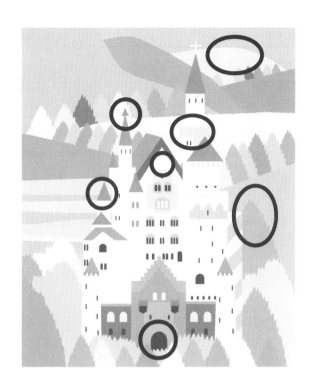

32 ········ 58ページ

日本の名画

 脳によいことメモ

朝食はしっかり食べましょう。寝起きでおなかが空いていなくても、白湯を飲むなどして、少し時間を置いてからでもいいので、必ず食べてください。1日が始まるエネルギー源を朝に摂らないと、心身のリズムが偏ります。

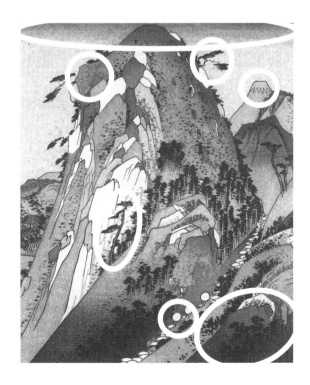

33 …… 60ページ

世界の童話

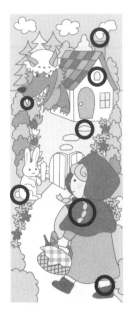

35 …… 62ページ

世界の名作

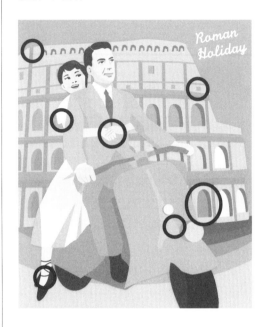

34 …… 61ページ

日本の伝統文化

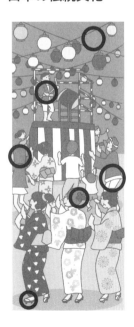

36 …… 64ページ

レジャー施設

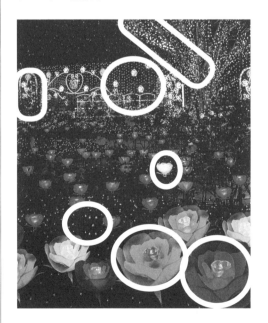

37 ……… 66ページ

日本の伝統文化

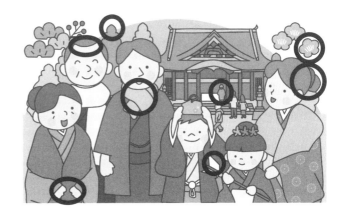

38 ……… 67ページ

世界の名画

ぬりえ問題

39 ……… 68ページ

世界の名所

 脳によいことメモ

テレビやスマホを見ながら目の前の
ことに取り組んでみても、脳にとっ
てはひとつもいいことがありません。
できるだけ静かな環境で、姿勢もき
ちんと正して取り組みましょう。また、
取り組む前にゆったりとした大きな
腹式呼吸を数回行い、息を整えると
高い集中力が得られます。

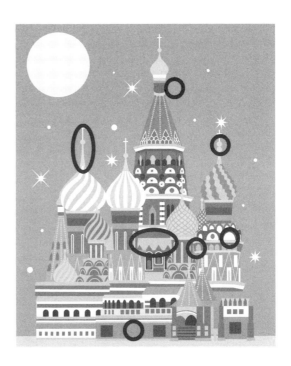

解答

40 ……70ページ

世界の名画

脳によいことメモ

身の回りのものを整理整頓したり、掃除をすることは、脳や心身にとても効果的です。散らかった部屋にいるだけで脳や心身には知らず知らずに大きな負担になっています。きれいな部屋で快適に過ごしましょう。

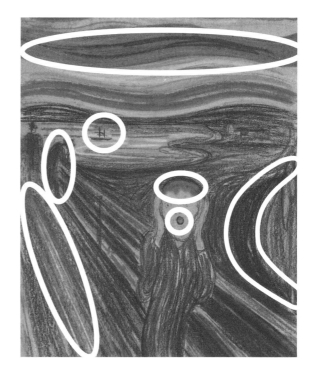

41 ……72ページ

日本の名所

脳によいことメモ

年齢に左右されず、自分より年上の人や年下の人などと交流をもつことをおすすめします。世代が違う人たちから新たに学べることや発見があり、脳が刺激されます。視野を広げてみると、心身からエネルギーが湧き出てきます。

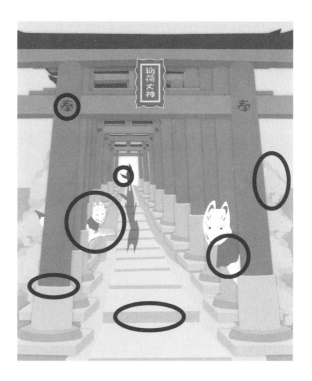

42 ……… 74ページ

レジャー施設

脳によいことメモ

早寝早起きを習慣にすると、脳が体内時計をインプットして生活リズムが整います。生活リズムが狂うと、イライラしたり、暴飲暴食したり、感情を抑えられなくなります。この乱れが脳にも影響を及ぼし、記憶力低下などを誘因させます。

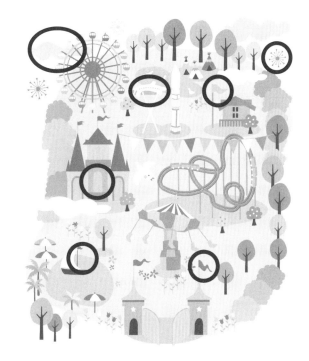

43 ……… 76ページ

世界の名所

脳によいことメモ

名作の文学や詩、絵画に触れる機会を増やしてみましょう。多くの人たちに愛されるものは、人を惹きつけるパワーがある証なので、よいエネルギーが跳ね返ってきます。脳も美しいものや感動することが大好きなので、喜ばせましょう。

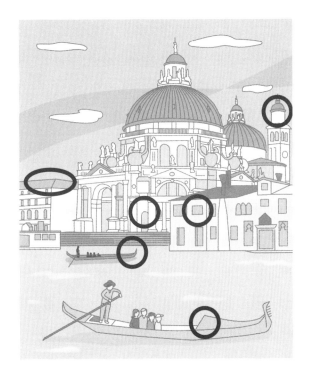

44 ……… 78ページ

日本の名所

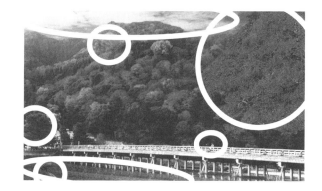

45 ……… 79ページ

日本の伝統文化

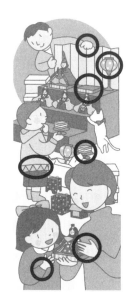

46 ……… 80ページ

イベント

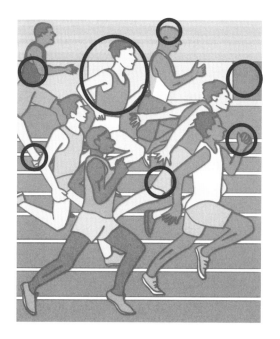

47 ········ 82ページ

世界の名所

脳によいことメモ

パソコンやスマホ、テレビゲームなどの電子機器ではなく、オセロや囲碁、将棋などの手を使い、さらにコミュニケーションをとる相手が必要なボードゲームをしましょう。脳がリラックスして、活性化します。

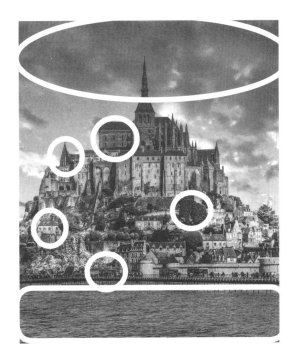

48 ········ 84ページ

日本の昔話

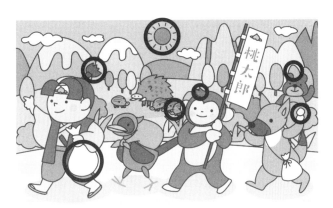

49 ········ 85ページ

日本の四季

ぬりえ問題

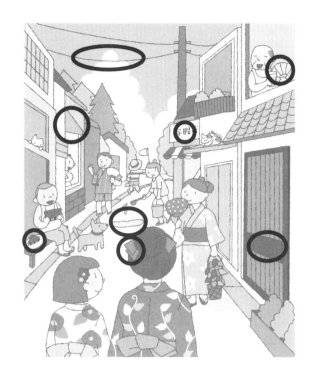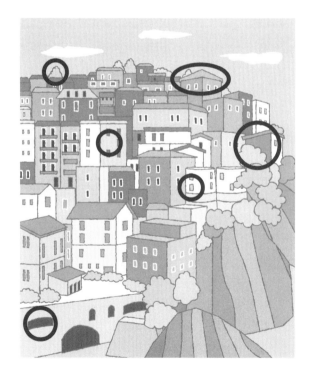

50 ········ 86ページ

日本の昭和

脳によいことメモ

簡単な文や数字を暗記して脳を強化させることも、たまには必要です。手で書いたり、声に出して覚えたいものに集中すると、記憶力を鍛えられます。1日何かひとつ記憶することを目標に、日々過ごしてみてください。

51 ········ 88ページ

世界の名所

脳によいことメモ

思い出したくない過去は別ですが、美しい過去や懐かしい過去を思い出すことは脳に刺激を与えるので、どんどん思い出してみてください。認知症予防への効果も期待できるため、家族や友人と過去を振り返るのもいいでしょう。

52 ……… 90ページ

日本の伝統文化

脳によいことメモ

歌を歌うことは、脳にとっても心身にとってもいいことずくめです。リズムをとって大きな声を出すことで、ストレス軽減にもなりますし、カロリーが消費されるので健康効果もあります。カラオケに行くもよし、お風呂で歌うもよし、おすすめです。

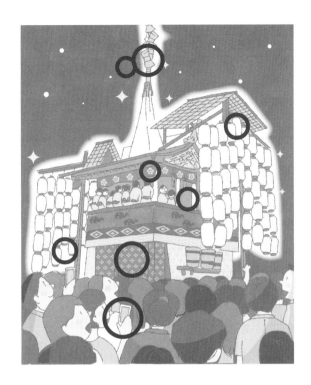

53 ……… 92ページ

世界の名所

脳によいことメモ

旅行に行くこと、友だちと会うこと、空いている日に何をしよう……など、予定を立てることをしてください。予定を立てて考え、それを実行することで、脳が働き、心身から行動力が溢れ、若さを保てます。さっそく明日の予定を立ててみましょう。

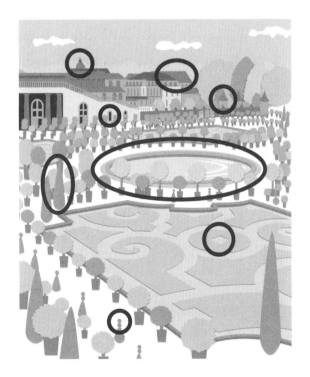

54 ······ 94ページ

日本の名画

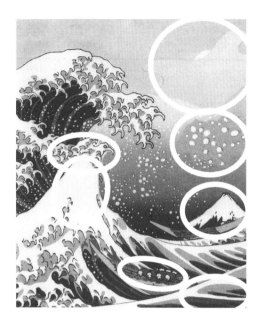

55 ······ 96ページ

乗りもの

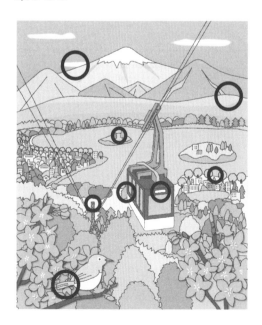

56 ······ 98ページ

日本の昭和

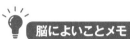

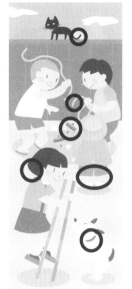

💡 **脳によいことメモ**

知らない場所に行って、その街を探検することは、空間を認知する頭頂葉が活発に働きます。慣れ親しんでいるいつもの場所から、思いきって足を伸ばして出かけてみましょう。好奇心も高められ、脳にも好影響を与えます。

57 ······ 99ページ

日本の名所

ぬりえ問題

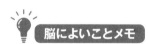

💡 **脳によいことメモ**

たくさん予定を詰め込んだり、いつも人といたり、やることが多すぎたりすると、脳へのストレスが慢性化されます。すると、脳の働きが悪くなり、記憶力や注意力が低下します。たまにはゆっくり家で身体を休ませましょう。

58 ······100ページ

世界の名所

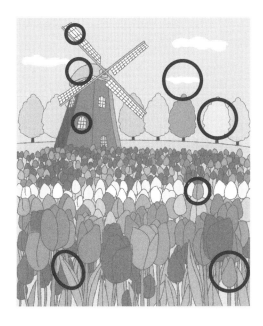

60 ······104ページ

日本の四季

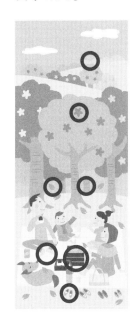

59 ······102ページ

日本の名所

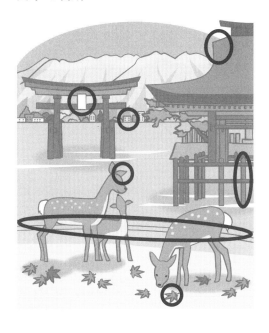

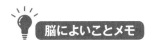

💡 **脳によいことメモ**

ストレッチや有酸素運動は記憶力を
向上させる効果があるので、積極的
に行いましょう。毎日30分ほどウォ
ーキングをするだけでも、かなりの
効果が期待できます。ほどよい汗を
かくことで、心身ともに健康になり
ます。

塩田久嗣（しおた・ひさし）

1962年香川県生まれ。京都大学卒業。脳科学者・アンチエイジング医学研究者。ブレインサイエンス・ラボラトリー所長。研究の傍ら、脳トレ・メンタルケア・能力開発の指導、アンチエイジングについてのアドバイスなどを行っている。特に脳や肌の老化予防に関しては、高い実績を上げている。また、秋元康、中谷美紀、久石譲、松坂大輔ほか、様々なジャンルの著名人への脳診断／分析をはじめ、今までに数千人の"脳"を診断。テレビ、インターネット、雑誌など幅広いメディアでも活躍し、モバイルサイト『男子脳×女子脳』（「ココロニ 男子脳」で検索）では、ユニークな脳タイプ診断が女性を中心に人気を博している。

著書・監修書に『成功脳』（ダイヤモンド社）、『「扁桃体（へんとうたい）パワー」が幸せを引き寄せる』（徳間書店）、『恋愛脳力』（飛鳥新社）、『もの忘れ・認知症を防ぐ ひらめき！脳パズル100』、『もの忘れ・認知症を防ぐ 脳いきいきパズル120』（ともに池田書店）など多数。

STAFF

編集	橋詰久史（宝島社）、小野瑛里子、星野由香里
問題・イラスト・CG制作	笹山敦子、成瀬京司
カバー・表紙デザイン	杉本欣右
本文デザイン・DTP	杉本欣右、G-clef

脳科学者からの挑戦状
色彩魔術のまちがいさがし60日実践ドリル

2021年6月23日　第1刷発行

監　修	塩田久嗣
発行人	蓮見清一
発行所	株式会社宝島社
	〒102-8388
	東京都千代田区一番町25番地
	電話　（営業）03-3234-4621
	（編集）03-3239-0928
	https://tkj.jp
印刷・製本	図書印刷株式会社